U0315238

中医药科普读本

第一辑

百草祛病

金敬梅　荆悦／主编

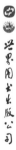

世界图书出版公司

图书在版编目（CIP）数据

百草祛病 / 金敬梅，荆悦主编 . -- 北京 : 世界图
书出版公司，2019.4

（中医药科普读本 . 第一辑）

ISBN 978-7-5192-5995-2

Ⅰ . ①百… Ⅱ . ①金… ②荆… Ⅲ . ①中草药—青少
年读物 Ⅳ . ① R282.71-49

中国版本图书馆 CIP 数据核字（2019）第 029414 号

书　　　名	中医药科普读本 . 第一辑 . 百草祛病	
（汉语拼音）	ZHONGYIYAO KEPU DUBEN.DI-YI JI.BAI CAO QU BING	
编　　　者	金敬梅　荆　悦	
总　策　划	吴　迪	
责 任 编 辑	韩　捷	
装 帧 设 计	刘　陶	
出 版 发 行	世界图书出版公司长春有限公司	
地　　　址	吉林省长春市春城大街 789 号	
邮　　　编	130062	
电　　　话	0431-86805551（发行）　　0431-86805562（编辑）	
网　　　址	http：//www.wpcdb.com.cn	
邮　　　箱	DBSJ@163.com	
经　　　销	各地新华书店	
印　　　刷	吉林省金昇印务有限公司	
开　　　本	787 mm×1092 mm　1/16	
印　　　张	10	
字　　　数	107 千字	
印　　　数	1—5 000	
版　　　次	2019 年 4 月第 1 版　　2019 年 4 月第 1 次印刷	
国 际 书 号	ISBN 978-7-5192-5995-2	
定　　　价	360.00 元（全十册）	

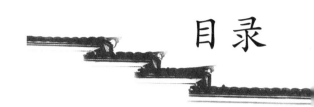

目录

百草漫谈

百草治百病

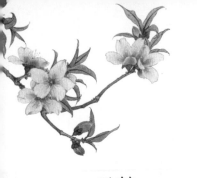

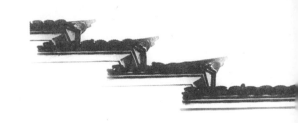

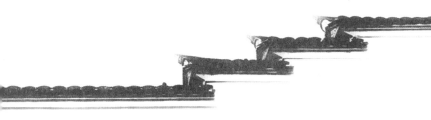

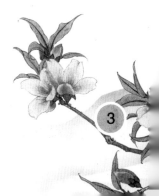

百草故事

百草漫谈

BAI CAO
MANTAN

"药食同源"话百草

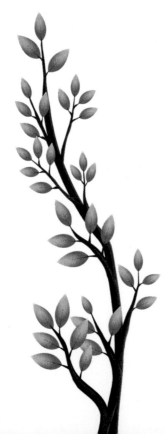

提到中药，人们首先想到是各种植物类药材。不错，因为在中药中草类植物最多，所以在古代中药常被称作"百草""本草"，就是以最常见的草类植物作为中药整体的称呼了。

关于中药的起源，那就不得不提到一个说法，就是"药食同源"，也就是说药物与食物之间没有绝对的分界线，两者是同时起源的。

早在远古时期，我们的祖先在采集食物的过程中，常常会误食一些植物而致病或中毒。有时也会因偶然吃了一些植物，使原有某种病状减轻，甚至消除。

人们经过无数次的口尝身受，逐步发现了有些植物可以吃，有些植物可以用来治病，于是，逐渐发现了药物，初步积累了一些关于植物药的知识，形成了原始的食物疗法。以后几千年里，人们在与疾病做斗争的过程中，通过尝试，不断认识，从偶然发现逐渐进入到能够主动去寻找药物。

进入氏族公社以后，狩猎和捕鱼已成为人们重要的劳动内容和生活来源，又发现了一些既可食用又可治疗疾病的动物类药物。氏族公社后期，人类定居下来，开始了原始的农业生产，有条件对农作物和植物进行长期细致的观察和尝试，从而认识了更多的药物。

由中药的起源可以看出来，中药是随着食物一起被"吃"出来的。

我国中草药的最早发现和使用，无不归功于神农氏。

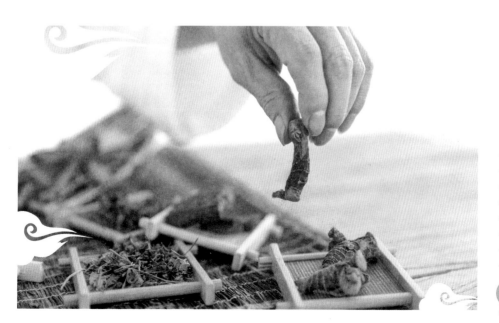

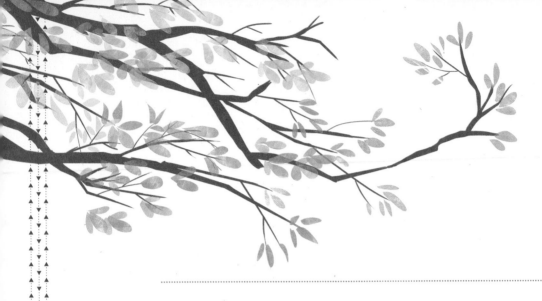

根据传说，他见当时的人们因为误食有毒植物，轻则上吐下泻，重则中毒身亡，因此他立志为大家品尝百草，有时仅仅在一天当中就尝到了70种有毒的植物，最后他因为尝了"断肠草"而不治身亡。当然，药物的发现不仅仅是神农氏一人之功，而应当是整个以炎帝为首领的氏族部落群体的功劳。同时传说也是我们的祖先在与自然和疾病的斗争中，发现药物、认识药物的真实而生动的写照。

据传神农氏根据自己尝百草辨药性的经历，编写了我国最早的中药学专著《神农本草经》，其中记载了365种药物。书中不仅介绍了大量药物的功效、毒性、产地等相关内容，还首次将药物进行分类，系统地提出了药物的使用方法，这套书成为我国中草药的发展基础。

自《神农本草经》之后，涌现出了大量的中药

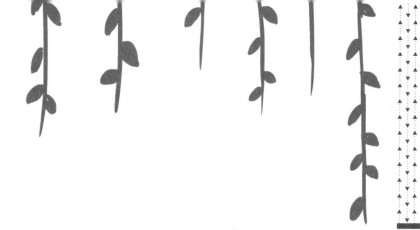

学专著，如千万人所熟知的明朝李时珍，他最突出的贡献就是编写了《本草纲目》这部巨著。书中收载了 1 800 多种药物，附药图 1 000 多幅，药方 1 万多个，可以说是我国中药学史上一座重要的里程碑。

后世人们对李时珍给予了许多的赞誉，包括为其画像、塑像，发行纪念邮票。《本草纲目》不仅再版了多次，还被译成日语、英语、法语、德语、拉丁语等多种文字而广为流传。

正是各个时期从医者的不懈努力，才使得我国的中医药文化得以传承与发展，成为民族文化遗产的重要组成部分。

道地药材

四川黄连川芎附，
江苏薄荷与苍术，
广东砂仁云茯苓，
东北人参细辛五。
广藿香与怀牛膝，
北沙参与浙贝母，
河南地黄山东胶，
道地药材名声著。

中药的性能

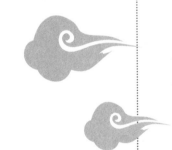

人参能大补元气，酸梅汤可以防中暑，这说明人参、酸梅具有一些可以对人体产生作用的性能，所以它们也是中药，它们的这些性能也称之为药性。

中药能治病，就是因为它们具有药性。中医将中药的药性分为四气、五味、归经、升降浮沉、毒性等方面。

一、中药的四气

古人经过长期试吃各类药物来体验与总结，发现并归纳出了药物有寒、热、温、凉四种不同的药性，称为四气，又称作四性。

寒、热、温、凉，就是各类药物吃后，

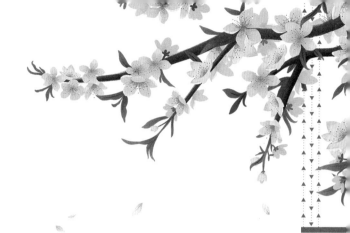

对身体的产生四种反应。由于中医在治疗方面，有"寒证的病用热药治，热证的病用寒药治"的原则，所以了解药物的四气，对用药的治疗有指导作用。

二、中药的五味

古人在试吃药物时，品尝出来各类药物的味道并不一样，经过长期的总结，将味道大体上分为酸、苦、甘（甜）、辛（辣）、咸五种味道，并称之为五味。

随着进一步摸索，古人发现大多同一种味道的药物在药性方面有相似之处，都能对人产生某些特定的作用，因此就将五味也作为判定药性的一个重要方面。

归经

药物作用有侧重，
归经定位要记清，
泄泻食少脾经药，
咳嗽痰喘肺经从，
肺热心火肝胃火，
分别选药效果灵，
引起头痛原因多，
性质部位各不同，
葛根白芷治阳明，
羌活善治太阳经，
柴胡少阳细少阴，
吴茱萸治厥阴疼。

三、中药的升降沉浮

中医认为，人生命活动的基础，是由气在各个部分做着特定的运动来实现的。气的运动方向有上、下、进、出四种形式，若是运动方向出问题了，那么人就会有病。

古人经过长期探究，发现好多药物具有促进人体内气的上下进出运动功效，于是总结出了升、降、沉浮四种药性，也就是针对促使气运动的方向而言：升使之向上；降使之向下；沉使之向内（进）；浮使之向外（出）。

由此可见，当人体内的气的运动方向出问题了，就可以用具有反向调节气的运动方向药性的药物来治疗。

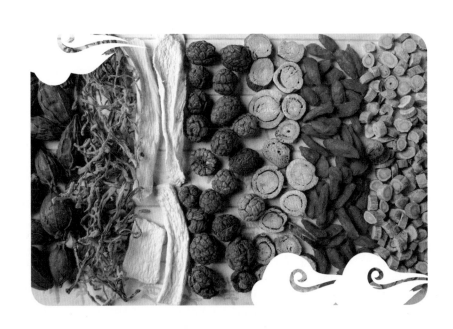

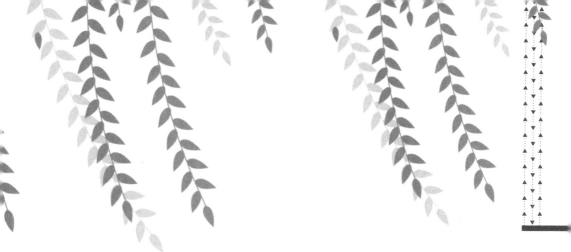

四、中药的归经

依据中医理论，人的五脏六腑都有经络与之相连，所以通过经络就可以调节脏腑，从而达到治病、保健的目的。

古人在对药物的研究过程中，发现药物对于身体作用的部分有选择性，一种药物往往对于某一条或几条经有明显作用，而对于其他经作用很小，甚至没有作用。药物的这种特性，称之为归经。

由于药物归经特性的存在，就使得药物对于它所亲和的经络及其联络的脏腑的病变，有着重要的治疗作用。通俗点说，就是吃什么药，治什么地方。

五、中药的毒性

俗语说："是药三分毒"。不错，药物能治病，就是因为它会对身体产生某一方面的影响，称为偏性。当人体出现问题而有病时，这种偏性就可以纠正人体的问题，而起到治病的效果。若是这种偏性过度，就会对人体产生损害，成为毒性了。根据《中华人民共和国药典》，中药分为大毒、有毒、小毒三类。

目前中药品种已达 12 800 多种，而见中毒报告的才 100 余种，其中许多具有毒性的药物还是治病很少使用的剧毒药。可以说现在大多数中药品种是安全的，尤其是与化学合成的西药相比，中药安全低毒的优势就更加突出了，这也是中药受到世界青睐的主要原因。

由于中药的毒性严重可致人死亡，所以在应用有毒中药时一定要慎重。就是针对"无毒"的药物，也不能掉以轻心。只有在安全用药的前提下，中药才能很好地治病救人。

百草祛病

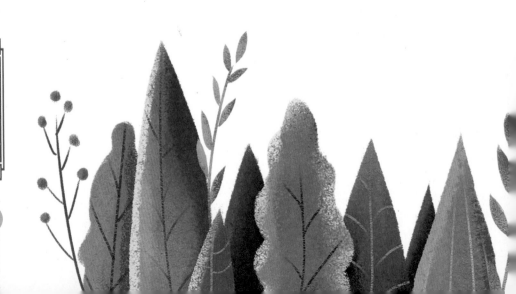

中药的命名

漫步中草药店，真是琳琅满目，药香馥郁，五色缤纷。人参、牛黄、狗脊、地龙、硫黄、何首乌、木香……它们分属于植物、动物和矿物三大类。这些各富特点的中草药，其命名是很有趣的。

一、以产地命名

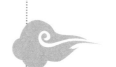

如川黄连、川芎、川贝母等，皆因主产于四川而得名。广藿香、广皮、广木香产于广东；建曲、建泽泻、建莲子产于福建；云茯苓产于云南。关防风、关黄柏产于东北地区，因而得名。阿胶因出产于山东省东阿县，故得其名。信石产于信州。苏合香，因产于古苏合国而得其名。

二、以药物的生长形态命名

如牛膝，因其茎有节，形状膨大似牛膝。人参，入药用其根，其形状如人形。佛手，其形状如手指，故称佛手。猪苓，其块黑如猪屎。金毛狗脊，其根形似狗脊，毛如狗毛，故得其名。其他如车前草、沉香、木通、公丁香、马兜铃、连翘、两面针、重楼（七叶一枝花）、八角莲、木蝴蝶、白头翁等皆以形态而得名。

三、以药物功效命名

防风能治诸风头痛，泽泻能清利水湿，益母草能治妇科病，千年健能祛风延年，远志能益智安神强志，骨碎补为治疗跌打损伤补骨碎之要药，因此而得名。威灵仙则因"威言其性猛，灵仙言其功效"而得名。王不留行为催奶之要药，"性走而不住，虽有王命不能留其行"，故而得名。

四、以炮制方法命名

炮制方法不同，药物功用有别，故在药名前后冠以"炮制"名，如炙甘草、水飞滑石、酒大黄、焦白术、煅龙骨、盐知母、血余炭、法半夏、煨葛根、炮干姜、朱茯苓、巴豆霜等。

五、以药物的生长季节特点命名

如半夏，农历五月间成熟，恰巧是夏季过了一半。夏枯草因每到夏至便枯黄萎谢。忍冬藤因经过冬天也不凋谢而得名。万年青因四季常青而得名。冬虫夏草，因其冬为虫，夏为草，成虫体与菌座相连而得名。冬青子，因冬季采摘其成熟果实而得名。

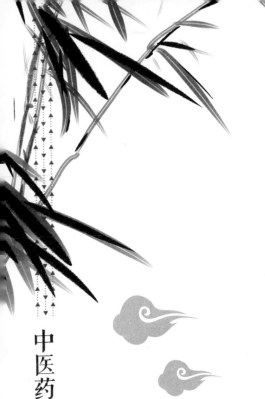

中医药科普读本 第一辑

百草祛病

中药的来源

中药来源范围广，
包括植物动物矿，
花草树木占多数，
鱼虫鸟兽铁石藏，
人工制品可成药，
栽培加工或驯养，
引进品种一部分，
种类繁多八千上。

六、以植物、动物、矿物的药用部分命名

植物以花入药的有菊花、洋金花、旋覆花等；以子入药的有莲子、莱菔子、菟丝子、枸杞子等；以叶入药的有艾叶、紫苏叶、淡竹叶、侧柏叶等；以藤入药的有海风藤、首乌藤、鸡血藤等；以根入药的有葛根、芦根、山豆根等；以皮入药的有牡丹皮、秦皮、五加皮、地骨皮等；以木质部分入药的有苏木、竹茹等；以动物药用部分入药而命名的有蝉蜕、牛黄、鳖甲、龟甲、鹿茸等；矿石入药的有朱砂、赭石、滑石等。

七、以药物特有的气味命名

酸味的酸枣仁、甜味的甘草、苦味的苦参、辣味的细辛，皆以味而得名。五味子，其因"皮肉甘酸，核辛苦，都有咸味"，五味俱全故而得名。鱼腥草因其叶具有鱼腥味而得名。败酱草，因其具有陈败酱的特异气味而得名。丁香、茴香、藿香、降香均以香味而得名。臭灵丹、臭茉莉、臭梧桐则均以臭味而得名。

八、以药物发现人的名字命名

如南朝宋武帝刘裕，小名寄奴，因发现刀枪箭药，一敷即愈，人们便将此药唤作"刘寄奴"。俗传潘州郎中郭使君，治疗小儿疾病多用"留求

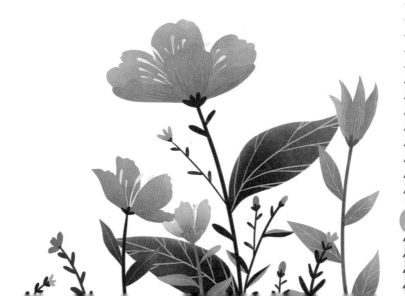

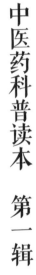

子"，后医家便称此药为"使君子"。何首乌，因顺州何田儿老来无子，服用此药后须发皆黑，老来得子，寿绵百余岁，故将此药取名"何首乌"。

九、以民间传说故事命名

如牵牛子，传说是有人服此药后病愈，牵牛酬谢而得名。禹余粮，传说大禹治水成功后，将余粮抛弃在江边和山冈上，后来变成一种止泻、止血的良药，所以人们称为"禹余粮"。石榴，别名安石榴，传说为汉张骞出使西域后从安石国带回，故取其名。

十、以药物的颜色命名

许多中药具有各种天然的颜色，因此药物的颜色也成了药名的来源之一。如红色的有红花、赤芍、丹参等；黄色的有黄柏、黄连、黄芩、大黄等；青色的有大青叶、青皮、青蒿、青黛等；白色的有白芷、白术、白芍、白薇、白及等；黑色的有黑豆、黑丑、黑芝麻等；紫色的有紫草、紫花地丁等。

十一、以译音或谐音命名

有些药材，国内不出产，多从国外进口，因而常用译音，如毕拨，产自印度，称为"毕拨梨"，进中国后则直呼"毕拨"。其他还有阿魏、荜澄茄、诃梨勒等，都是根据译音得名。有些药材则由谐音转化而来，如三七（山漆）、山奈（山赖）等。

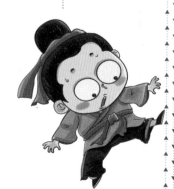

十二、因避讳而易名

在封建时代，对于君主或尊长不能直接说出名字，称之为"避讳"，所避之字称为"讳"，开始是为了表示尊敬，后来对避讳问题的惩治越来越严，若犯了讳，轻者革除功名，重者满门抄斩。有些中药名，随着历史的演变而不断变更名字，如山药，原名薯蓣，因避唐代宗"李豫"名讳而改为薯药。到了宋朝时，因避宋英宗赵曙名讳而改为山药，一直沿用至今。还有延胡索，宋朝时因避宋真宗"赵延"名讳而将延胡索改为玄胡索，到清朝时，因避康熙玄烨名讳又将玄胡索改为元胡索。

中药的产地与采集

　　地道药材，是指在一定地域气候作用下产生的药材，是优质纯真药材的专用名词。它是指历史悠久、产地适宜、品种优良、产量宏丰、炮制考究、疗效突出、带有地域特点的药材。

　　中药的采收时节和方法和确保药物的质量有着密切的关联。因为动、植物在其生长发育的不同时期，药用部分所含有效及有害成分各不相同，因此药物的疗效和毒副作用往往也有较大的差异，

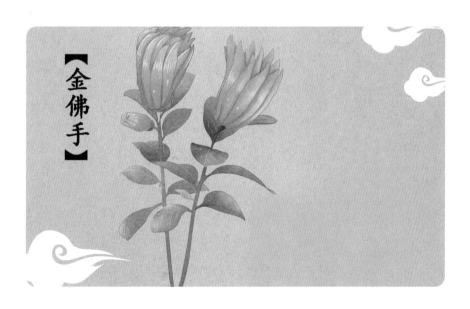

【金佛手】

19

故药材的采收必须选在适当的时间。

全草：大多数在植物枝叶茂盛、花朵初开时采集，从根以上割取地上部分。

叶类：通常在花蕾将放或正盛开的时候采集，此时叶片茂盛、性味完整、药力雄厚。

花、花粉：花类药材，一般采收未开放的花蕾或刚开放的花朵，以免因香味散失、花瓣散落而影响质量。

果实、种子：果实类药物，如青皮、枳实、覆盆子、乌梅等，未成熟时采收；种子，完全成熟后采集。

根、根茎：一般以秋末或春初（二月、八月）采收为佳，"春宁宜早，秋宁宜晚"（《本草纲目》）。

树皮、根皮：通常在春、夏时节，植物生产旺盛，植物体内浆液充沛时采集。

动物昆虫类药材，为保证药效必须根据生长活动季节采集，矿物药材全年皆可采收，不拘时间，择优采选即可。

百草治百病

BAI CAO ZHI
BAI BING

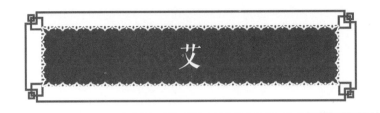

艾

【功效】

止血、温中。味苦，性微温。

多年生草本，揉之有香气。叶羽状分裂，背面被白色丝状毛。秋季开花，头状花序小而多，排成狭长的总状花丛，中国各地普遍野生。朝鲜半岛、日本、蒙古亦有分布。属于菊科。

【小药方】

▲治脓肿溃破不收口

适量干叶，煎水薰洗。

▲治癣

醋煎艾涂之。

▲治泄泻久痢、便后出血及急性胃肠炎

15克干叶，2片生姜，6克橘皮，浓煎温服。

▲治风湿痛、感冒风寒

适量全草，煎水热浴。

中医药科普读本 第一辑

百草祛病

巴豆

【功效】

逐痰，泻寒积，通关窍，杀虫，行水。味辛，性热，有毒。

小辞海

常绿乔木，高6～10米。3～6月开花，花单性，雌雄同株。6～7月结果，蒴果长圆形至倒卵形，有3钝角。种子长卵形，3枚，淡黄褐色。花期3～5月。果期6～7月。8～9月果实成熟时采收，晒干后，除去果壳，收集种子，晒干。属于大戟科。

【小药方】

▲治肠梗阻

取适量巴豆去壳，用草纸包好，打碎去净油质，用龙眼肉或荔枝肉包着吞服。根据患者的体质和年龄大小，每次用0.5～1克。

▲治一切疮毒及腐化瘀肉

巴豆去壳，炒焦，研膏，点肿处则解毒，涂瘀肉则自腐化。

白花曼陀罗

【功效】

止哮喘、祛风湿、止疼痛。味辛、性温、有毒!

小辞海

一年生草本,高一米多,茎粗壮。叶互生,阔卵形,先端尖,波状分裂。花喇叭状,蒴果,表面有坚硬针刺。属于茄科。

【小药方】

▲治皮肤溃疡

将适量鲜叶置于米泔水中,浸一夜,贴敷患处。

▲治哮喘

0.3～0.5克花或果,水煎服。

▲治胃肠道疼痛

0.3～0.6克,水煎服。

▲治面部生疮

将少许花研末,外敷。

白茅

【功效】

根：清热、利尿、消瘀。性寒，味甘。花：止血，性温，味甘。

小辞海

多年生草本，根状茎长，叶片线形或线状披针形，春夏抽生有银白色丝状毛的花穗，小穗基部的柔毛长于小穗 3～5 倍。柱头黑紫色，多生于路旁、山坡、荒地。广布于亚洲、欧洲、非洲温带和热带；在中国分布几遍全国各地。属于禾本科。

【小药方】

▲治麻疹

取 60～150 克鲜根水煎，疹未透，淡煎；疹已透，浓煎，当茶饮。

▲治急性肾炎、水肿

取 150～500 克鲜根水煎，分 2 次服。

▲治吐血、鼻出血

取 60 克未开放的花或鲜根水煎，连续服用。

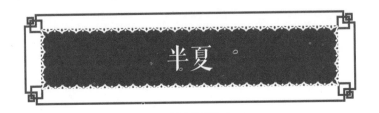

半夏

【功效】

燥湿化痰，降逆呕吐、消痞散结。性温，味辛，有毒。

小辞海

多年生草本，高 15 ~ 20 厘米。5 ~ 7 月开花，8 ~ 9 月结果，果实卵状椭圆形，熟时红色。夏、秋采块茎，放入筐内放于河水中撞去外皮。洗净晒干，即为生半夏。将生半夏浸泡 1 ~ 2 日，沥干，用生姜汁拌匀，加明矾粉拌匀，放缸内腌 3 ~ 4 日后，加水再腌 3 ~ 4 日，然后洗净，切片晒干，即为制半夏。属于天南星科。

【小药方】

▲治慢性气管炎，咳嗽痰多

6 克甘草，制半夏、茯苓、陈皮各 10 克。水煎服。

▲治胃寒呕吐

5 克生姜，制半夏、紫苏梗、党参各 10 克。水煎服。

▲治跌打损伤表皮未破者及闪挫伤筋

将 30 克生半夏研为极细末，用适量陈醋调糊，敷患处，包扎固定，每日换药 1 次。

中医药科普读本　第一辑

百草祛病

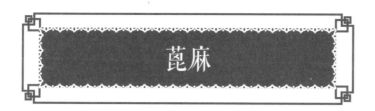

蓖麻

【功效】

通便、逐水，外用拔脓毒。性平，味甘辛，有小毒。

小辞海

一年生或多年生草本。全株光滑，被蜡质，通常呈绿色或青灰、紫红色。茎圆形、中空，有分枝。叶大，互生，掌状深裂，叶缘锯齿状。圆锥花序，花单性，雌花着生在花序上部，雄花在下部。蒴果，有刺或无刺。种子椭圆形，种皮硬质，有光泽并具黑、白、棕色斑纹。喜温，耐旱、耐盐碱，不耐低温，忌霜冻。原产非洲，中国各地零星种植，以东北、华北地区种植较多。属大戟科。

【小药方】

▲治面神经麻痹

适量仁，捣烂，敷患处。

▲治疖肿化脓未溃

用鲜叶捣烂外敷或适量仁，捣烂，敷疮头能使之破溃、疖肿初期。

▲治水肿、腹水

12 粒仁，7 枚石蒜鳞茎，捣烂，敷足心一昼夜。

萹蓄

【功效】

利尿、通淋、杀虫。性平，味苦。

中医药科普读本　第一辑

百草祛病

小辞海

亦称"扁竹"。一年生草本。叶长椭圆形或线状长椭圆形。夏季开花，花小，绿白或红色，簇生于叶腋。原野杂草。北温带广泛分布；中国各地均产。属蓼科。

【小药方】

▲驱蛔虫、蛲虫

60 克全草，浓煎，每日 1 次，空腹服。

▲治痢疾

30 ~ 60 克全草，适量红糖，煎服。

▲治流感

全草、荔枝草、竹叶心各 30 克，煎服。

▲治尿道炎、黄疸

全草、车前草各 30 克，煎服。

▲治鼻出血

9 克全草，炒炭研末，开水泡汁服。

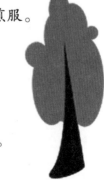

蚕豆花

【功效】

止血，止带，降血压。甘微辛，性平。

小辞海

为豆科植物蚕豆的花。蚕豆：一年或二年生草本。茎方形中空，有棱。羽状复叶。花一至数朵腋生，花冠白色或淡紫色，带有紫斑，气微香，味淡。荚果大而肥厚。种子椭圆扁平。

【小药方】

▲治各种内出血、白带异常、高血压病

15 ～ 30 克蚕豆花，煎服。

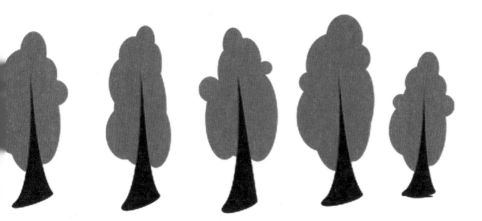

苍耳

【功效】

除湿解毒，祛风散寒。性平，味微苦，辛；有小毒。

小辞海

一年生粗壮草本。叶有长柄，叶片宽三角形，边缘有缺刻和不规则粗锯齿，两面有糙状毛。属于菊科。

【小药方】

▲治风湿痛

18 ~ 30 克全草，煎服。

▲治风瘙隐疹和身痒不止

适量全草，煎水，洗浴。

▲治目上星翳

鲜苍耳草，捣烂涂膏药上，贴太阳穴。

▲治腮腺炎、鼻窦炎和中耳炎

15 克籽或 30 克根，煎服。

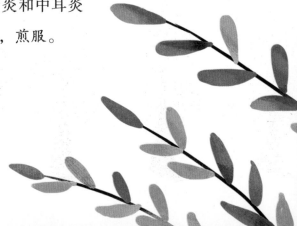

柴胡

【功效】

和解表里，疏肝，升阳。味苦、性凉。

小辞海

多年生草本，高40～80厘米。主根粗壮，长圆锥形，表面黑褐色或棕褐色，质坚硬。茎直立，单生或丛生，实心，表面有细纵棱，叶互生，单叶。9月开花，花鲜黄色，8～10月结果，双悬果，长圆形，有果核，成熟果实的棱槽中油管不明显。属于伞形科。

【小药方】

▲治脱肛

6克柴胡，12克党参，15克黄芪，5克升麻。水煎服。

▲治神经衰弱，烦躁，心悸

6克柴胡，龙骨、牡蛎各15克。水煎服。

▲治月经不调，经来胸腔胀痛

柴胡、当归、白芍、香附、川楝子各10克。水煎服。

▲治寒热往来，胸胁苦满

10克柴胡，人参、黄芩、半夏、炙甘草各8克，生姜5克，大枣10枚。水煎服。

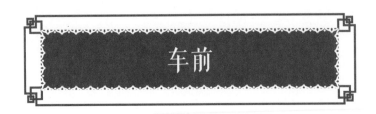

车前

【功效】

清热利尿、明目，解毒。性寒、味甘。

多年生草本植物，叶子长卵形，花淡绿色，结蒴果。叶和种子可入药。有须状根，叶丛生，片叶宽卵形或长椭圆状卵形，有长柄，穗状花序由叶丛中央生出，夏秋开花，苞片宽三角形，蒴果椭圆形，黑褐色，种子叫车前子。属于车前科。

【小药方】

▲治感冒

全草、淡竹叶、萹蓄各15克，煎服。

▲治尿道感染

全草、墨旱莲各30克，煎服。

▲治泄泻

12克车前草，6克铁马鞭。共捣烂，冲凉水服。

▲治金疮出血不止

捣车前汁，敷之。

中医药科普读本　第一辑

百草祛病

川贝母

【功效】

润肺散结，止咳化痰。味苦、甘，性微寒。

小辞海

多年生草本，高 15～50 厘米。茎直立，常在中部以上有叶。单叶，叶片呈狭披针条形，先端渐尖，顶端多少卷曲，6 月开花，黄色或黄绿色，单朵生于茎顶；花被 6 片。7～8 月结果，果实长圆形。鳞茎于夏秋采挖，晒干药用。属于百合科。

【小药方】

▲治胃痛吐酸水

10 克川贝母，15 克海螵蛸，水煎服。

▲肺阴虚咳嗽

将 3 克川贝母、6 克冰糖放在 1 只去核梨中，文火炖服。

▲治消食化积，止泻止痛

将适量川贝母粉碎，筛取细末。每日按每千克体重 0.1 克计量，分 3 次服。

川芎

【功效】

活血祛瘀，行气开郁，祛风止痛。味辛，性温。

中医药科普读本 第一辑

小辞海

多年生草本，高30～70厘米。根茎发达，形成不规则的结节状拳形团块，黄棕色，有浓烈香气。茎直立，圆柱形，中空，表面有纵沟纹，下部茎节膨大成盘状。7～8月开花，花白色，排成复伞形花序，生于枝顶或枝侧。9～10月结果，幼果椭圆形，扁平。根茎于夏季采挖，晒干备用。属于伞形科。

【小药方】

▲治各种痹症

将500克川芎研为细末，用温水调成糊状涂于患处，每2日1换。

▲治跟骨骨刺

将45克川草研为细末，平均分装在3个布袋内。将药袋放在鞋内直接与痛处接触，每次用药1袋，每日换药1次，3个药袋交替使，换下的药袋晒干后仍可再用。

百草祛病

垂盆草

【功效】

清热解毒，消痈退肿。性凉，味甘淡、微酸。

小辞海

多年生肉质草本。茎纤细，匍匐或倾斜，近地面部分易生根。叶三片轮生，倒披针形至长圆形。夏季开花，花小，黄色，无柄，疏松地排列在顶端呈聚伞花序。属于景天科。

【小药方】

▲治一切痈肿、带状疱疹

30克鲜全草，捣烂，和黄酒服。另鲜草捣烂加少许食盐，涂患处，每日换1～2次，有脓拔脓，无脓消肿止痛。

▲治烫伤、烧伤

适量鲜草，捣汁涂患处。或用12克垂盆草，9克瓦松，共研细末，菜油调敷。

▲治咽喉肿痛、口腔溃疡

鲜草捣汁1杯，加烧酒少许，含漱5～7分钟，每日3～4次。

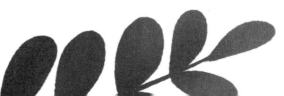

慈姑

【功效】

利尿、益精、清热，凉血、祛风湿。性凉，味甘，微辛。

小辞海

　　亦称"燕尾草"。多年生水生草本。叶柄粗而有棱，叶片戟形。花单性，花瓣白色，总状花序。自叶腋抽生匍匐茎，钻入泥中，先端1～4节膨大成球茎，即"慈姑"，呈圆或卵圆形，上有肥大的顶芽，表面有几圈环状节。性喜温湿及充足阳光，适于黏壤土生长。以球茎的顶芽繁殖，一般春夏间栽植，冬季或翌年早春采收。原产中国，华中和华南栽培较多。球茎作蔬菜，也可制淀粉。属于泽泻科。

【小药方】

▲治崩漏带下

15克慈姑，9克生姜，煎汁100～150毫升，日服1次。

▲治疮肿及蛇咬伤

适量慈姑叶，捣烂，涂患处。

▲治石淋

适量鲜慈姑，捣汁，每次服一酒盅，日服2次。

酢浆草

【功效】

清热利湿，解毒消肿，平喘祛痰。性寒，味酸。

小辞海

多年生草本。茎和叶含草酸，有酸味。复叶，小叶三枚，倒心形，昼开夜合。自春至秋开花，花黄色。蒴果圆柱形，有五棱，熟时果皮裂开，借弹力射出种子。广布于世界各地；中国各地都有。属于酢浆草科。

【小药方】

▲治黄疸型肺炎

15 ～ 30 克酢浆草水煎服或用鲜草和米泔水捣汁服，每日 1 剂，连服 10 ～ 15 日。

▲治尿道炎

鲜全草 15 克，捣烂，冲黄酒温服，连服数日；或鲜全草 30 ～ 60 克，煎服。

▲治痔疮、脱肛

适量鲜全草，煎汤熏洗。

▲治咳嗽

30 克鲜全草，加米少许煮水服。

大蓟

【功效】

祛瘀清肿，凉血止血。性凉，味甘。

小辞海

多年生草本植物，根丛生，茎有刺，叶子羽状，花紫红色，蒴果椭圆形。全草入药。属于菊科。

【小药方】

▲治烫火伤

大蓟新鲜根，以冷开水洗净后，捣烂，包麻布炖热，绞汁。

▲治牙痛、口腔糜烂

30克根煎水，频含漱。

▲治吐血、子宫出血

30～60克根，煎服。

▲治肝炎、胆囊炎

15克根，60克红枣，煎服。

中医药科普读本 第一辑

百草祛病

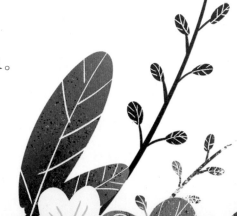

大青叶

【功效】

清热、解毒。性寒、味苦。

小辞海

为十字花科菘蓝属植物菘蓝的叶。菘蓝：二年生草本植物，叶大，色青，高三尺，主根深长，茎部生叶，基部生叶呈现圆形或倒卵形，花瓣为黄色。

【小药方】

▲治腮腺炎

叶或根水煎服，并捣汁搭敷。

▲治喉炎、扁桃体炎

5克鲜叶，捣汁，冲开水内服。

▲治痢疾、牙龈炎

15克干叶，3克黄连，煎服。

▲治疮疡、丹毒

9～30克干草，（鲜叶加倍）煎服。

淡竹叶

【功效】

清热除烦，利尿。性寒，味甘淡。

小辞海

多年生草本。须根稀疏，其中部可膨大呈纺锤形的块根。叶片广披针形。夏秋开花，圆锥花序，长占全株三分之一至二分之一。产于中国长江流域、华南和西南各地，生于山坡林下或阴蔽处；日本、印度尼西亚等地均有分布。属于禾本科。

【小药方】

▲治尿路感染

全草、活血丹（金钱草）各30克，15克鸭跖草，煎服。

▲治热病烦渴

全草、白茅根各30克，12克金银花，水煎，一日分3次服。

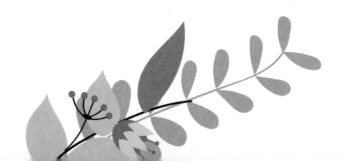

灯笼草

【功效】

清热解毒，消肿散结，利尿止血。酸平。

小辞海

一年生草本。高30～90厘米。叶互生，卵圆形或椭圆形，长3.5～10厘米，宽2～5厘米。花黄白色，单生于茎顶叶腋，花心向下。浆果球形，绿色，生于绿色膨大似灯笼的花萼内。花期6～7月。果期9～10月。属于茄科。

【小药方】

▲治牙龈肿痛

将适量鲜草洗净后捣烂，浸醋含漱。

▲治咽喉肿痛、腮腺炎

6～9克全草，煎服。

▲治小便不利

9～15克全草，煎服。

▲治天疱疮

取适量鲜全草，洗净，捣汁，涂敷患处。

注：此药有收缩子宫作用，孕妇禁用！

地肤子

【功效】

清热利湿、止痒。子味甘、苦，性寒。

为藜科植物地肤的果实。地肤：一年生草本，分枝甚多，叶线状披针形，无毛或稍有毛，通常有三条明显的主脉，边缘有疏生的锈色绢状缘毛，夏秋季开花，花小，簇生叶腋，花被包裹果实，各片背上有一水平扩展的翅，分布于欧洲，亚洲中部及印度；中国亦产。

【小药方】

▲治湿症，皮肤瘙痒流水

5～9克子，煎服。或适量煎汤熏洗。

▲治脚气水肿、小便不利

5～9克子，煎服。

▲治阴囊湿痒

地肤子、蛇床子、苦参、花椒各等份。煎水外洗。

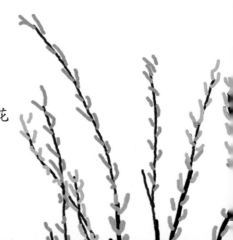

中医药科普读本　第一辑

百草祛病

地骨皮

【功效】

退潮热、补肝肾、明目、坚筋。性寒,味甘。

小辞海

为茄科枸杞属植物枸杞、宁夏枸杞的根皮。枸杞: 茎丛生,有短刺。叶互生或2～3叶丛生。花腋生,3～5朵丛生,淡紫色。浆果,成熟时红色。干燥根皮为短小的桶状或槽状卷片,大小不一,一般长3～10厘米,宽0.6～1.5厘米,厚约3毫米。

【小药方】

▲治小便出血

将新地骨皮洗净,捣取自然汁。无汁则加水煎汁。每服一碗,加一点酒,饭前温服。

▲治肺结核潮热

30克干根皮,煎服。

▲治慢性腰酸痛

干根皮、杜仲各60克,500毫升酒,浸泡7天,每日服2次,每日服30～60克。

凤尾草

【功效】

清热、消肿，解毒。性凉，味淡。

小辞海

多年生草本，根状茎短，叶簇生，回羽状复叶，孢子囊群生叶背边缘，多生墙脚及阴湿石缝中，中国山东、河南及长江以南普遍生长。属于凤尾蕨科。

【小药方】

▲治扁桃体炎

15 克全草，煎服。

▲治急性喉炎

凤尾草头 10 余只，捣烂，浸蜜糖备用。

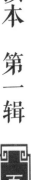

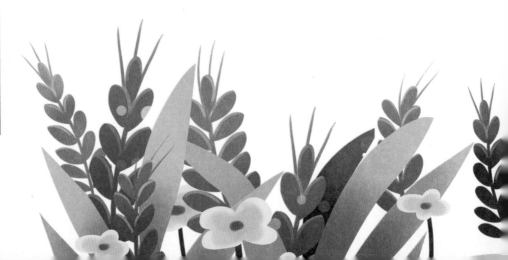

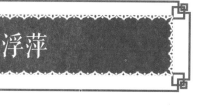

浮萍

【功效】

消热、解毒、利小便。性寒滑,味甘。

小辞海

亦称"青萍"。水面浮生,植物体叶状,倒卵形或长椭圆形,浮在水面,两面均绿色,下面有根自植物体下部生出,对生,夏季开花,花白色,着生在叶状体侧面,通常以芽繁殖,广布于世界各地。属于浮萍科。

【小药方】

▲治急性肾炎

60 克浮萍,30 克黑豆。水煎服。

▲治疟疾

90 ~ 150 克鲜全草,发作前 3 小时水煎服。

▲治消化不良

30 克茎叶,水煎服。

▲治结合膜炎、尿道炎

24 克干全草,煎服。

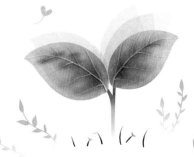

芙蓉花

【功效】

止血、清热解毒、凉血消肿、排脓、止痛。味辛，平，微苦。

小辞海

为锦葵科芙蓉属植物木芙蓉的花。木芙蓉：锦葵科。落叶灌木，全株有细软毛。叶互生，掌状3～5裂。花大，单生于枝顶或叶腋，初开时淡红或白色，傍晚花色加深，当日枯萎。

【小药方】

▲治水烫伤

芙蓉花晒干，研末。麻油调搽患处。

▲治吐血、火眼、疮肿

9～30克花，煎服。

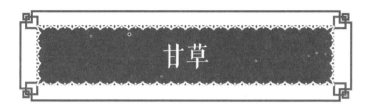

甘草

【功效】

味甘，性平。解毒，润肺，和中缓急，调和诸药。

小辞海

多年生草本，高 30 ~ 70 厘米。全株被白色短毛或腺毛。茎直立，稍带木质，小枝有棱角。荚果褐色，弯曲成镰刀状。花期 6 ~ 7 月，果期 7 ~ 9 月。甘草的根及根状茎入药。属于豆科。

【小药方】

▲治胸满呕吐，目眩心跳

6 克甘草，姜制半夏、茯苓各 10 克，5 克陈皮，水煎服。

▲治过敏性紫癜

30 克生甘草，加水煎煮 2 次。分 2 次服，每日 1 剂。

▲治脾虚食少或腹泻

炙甘草、白术、茯苓、党参、陈皮各 10 克。水煎服。

▲治肺热喉痛或有寒热咳嗽

甘草、桔梗、牛蒡子各 10 克，15 克金银花。水煎服。

葛根

【功效】

生津止渴，解肌透热，透疹止泻。味甘、辛，性平。

小辞海

为豆科植物葛的块根。葛：多年生藤本，长达10米。全株被黄褐色长硬毛。花冠蝶形，蓝紫色。荚果线形，扁平，密生黄褐色长硬毛。花期5～9月，果期8～10月。块根、叶花、种子分别入药。初春、晚秋采挖块根，洗净，刮去外皮，切片，晒干。

【小药方】

▲中央性视网膜炎

葛根、毛冬青各30克，20克枸杞，15克菊花。水煎2次分服，每日1剂。

▲治慢性酒精中毒

10克葛花。水煎服。

▲治高血压、颈项强痛

30克葛根，水煎2次分服，每日1剂，连服15日。

▲治痢疾

15克葛根，30克鲜蜂尾草，水煎服。

枸杞子

【功效】

补肾益精,养肝明目。味甘,性平。

小辞海

为茄科枸杞属植物宁夏枸杞的果实。宁夏枸杞:高1~3米,枝条细长。叶片披针形或长椭圆状披针形,互生或丛生,叶腋有锐刺。7~8月开淡紫红色或粉红色的花,种子多数。果实宜在夏、秋二季成熟时采,晒干备用。草籽随采随用。

【小药方】

▲降脂减肥

用30克枸杞子,当茶冲服,早晚各1次,连续服用4个月。用药期间没有禁忌。

▲治头晕目眩,神疲无力,视物不清

枸杞子、黄精各15克,水煎服。

▲治年老体衰

将适量枸杞子用清水洗净后放入口中含化,约半小时后嚼烂咽下,每日3~4次。

狗尾草

【功效】

清肝火，明目。味甘，淡，性凉。

一年生草本。叶片阔线形。圆锥花序圆柱状，形似狗尾，夏季开花。小穗两至数枚成簇生于缩短的分枝上。生于荒地。分布几遍东半球温带、亚热带地区。属于禾本科。

【小药方】

▲治视力减弱、灼痛羞明

9克干草，50克冰糖，煎服，日服2次。

▲治目赤疼痛、畏光

31克狗尾草，31克天胡荽。水煎服。

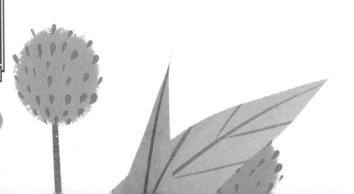

瓜蒌

【功效】

生津止咳、排脓消肿。性寒，味苦。

小辞海

为葫芦科植物栝楼的果实。栝楼：多年生攀缘草本，块根肥厚，富含淀粉，叶通常5～7掌状深裂，夏秋开花，花单性，白色，雌雄异株。果实卵圆形至宽椭圆形，熟时黄褐色，野生或栽培，中国各地都有分布。

【小药方】

▲治热病口渴

9～15克根，煎服。

▲治肺热咳嗽、乳腺炎

9～15克果实，煎服。

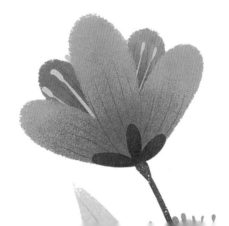

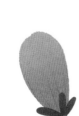

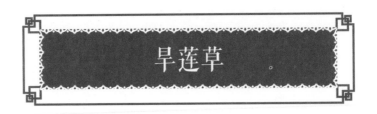

旱莲草

【功效】

凉血止血，滋阴补肾。味甘、酸，性凉。

小辞海

一年生草本。全株有粗毛。茎直立或平伏，多分枝，茎节着地生根。叶对生，叶片披针形，边缘常有细锯齿，无柄。折断茎叶即流出液汁，数分钟后即变成蓝黑色，头状花小，色白，生于叶腋或枝顶。蒴果黑色。全草干燥后呈黑色，故称"墨旱莲"。全草入药，夏、秋采收，鲜用或晒干。属于菊科。

【小药方】

▲治带状疱疹

90～120克旱莲草。洗净捣汁，外涂患处，每日数次。

▲治急性出血性坏死性肠炎

鲜旱莲草适量，洗净捣汁，每次服30～40毫升，每日3次。

▲治咯血、便血

旱莲草、白及各10克。研末，开水冲服。

合欢

【功效】

消肿、止痛、解郁、强筋骨。性平，味甘。

小辞海

亦称"合楷""马缨花"。落叶乔木。二回偶数羽状复叶，小叶呈镰状，夜间成对相合。夏季开花，头状花序多个，呈伞房状排列，花粉红色。荚果条形，扁平，不裂。主产于中国中部。花称"合欢花"，功能相似。又为绿化树。属于豆科。

【小药方】

▲治跌打损伤

15克树皮，煎服。

▲治神经衰弱、失眠

15克树皮或9克花，煎服。

▲治痈疽疮肿

树皮、白蔹各15～30克，煎服。

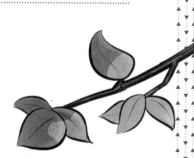

何首乌

【功效】

养血，益肾，补肝，祛风。味苦甘涩，性微温。

小辞海

多年生缠绕草本。蒴果椭圆形，包于宿存翅状花被内。花期8～10月，果期9～11月。秋季割茎藤，切段，晒干或烘干，即为"夜交藤"。把何首乌放盒内，用煎好的黑豆汁与黄酒加入拌匀，隔水蒸焖，使内部成棕褐色，晒干即为"制首乌"。属于蓼科。

【小药方】

▲治失眠

60克夜交藤，水煎服，每日1剂。

▲治血虚便秘

何首乌、桑椹子各15克。水煎服。

▲治肝肾亏虚，头晕眼花

15克制何首乌，枸杞子、菟丝子各10克，水煎服。

▲治破伤血出

何首乌末，敷伤患处。

中医药科普读本 第一辑

百草祛病

荷叶

【功效】

清暑解热，升发消阳，止血。味苦，性平。

小辞海

睡莲科植物莲的叶。莲：叶柄圆柱多刺，着生于叶背中央，粗壮；叶片圆形，直径 25 ～ 90 厘米。

【小药方】

▲治暑热胸闷、腹泻

用 1/4 张鲜荷叶，或干叶 2 克，煎服。

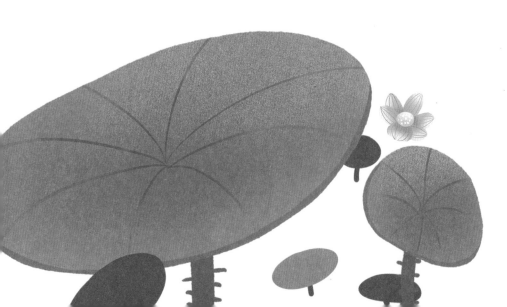

红花

【功效】

活血通经，祛瘀止痛。性温，味辛。

小辞海

一年生草本，高40～90厘米，全体光滑无毛。茎直立，基部木质化，上部多分枝。叶互生，质硬，近于无柄而包茎；卵形或卵状披针形，基部渐狭，先端尖锐，边缘具刺齿；上部叶逐渐变小，成苞片状，围绕头状花序。果期8～9月。蒴果椭圆形或倒卵形，基部稍歪斜，白色，红花的花可入药。孕妇慎用。5～6月当花瓣由黄变红时采摘，晒干、阴干或烘干。属于菊科。

【小药方】

▲治便秘

红花、香附各10克。水煎服。

▲治儿童扁平疣

15克红花，药量根据患儿年龄大小而定，水煎。每日1剂，早晚温服，连服10剂为1个疗程。

▲治痛经

6克红花、24克鸡血藤。水煎调黄酒适量服。

虎耳草

【功效】

清血、凉血、消炎、解毒。性寒、味苦辛，有小毒。

小辞海

多年生草本，有匍匐枝，全株被毛。叶沿地面丛生，肉质多汁，肾形或圆形，下面紫红色。夏季开花，花白色，圆锥花序；花瓣五枚，不等，下方两枚特别大，基部有深红色及深黄色斑点。属于虎耳草科。

【小药方】

▲治风火牙痛

30~60 克鲜全草，水煎服，去渣，加鸡蛋 1 个同煮服。

▲治中耳炎

适量鲜叶，捣汁，滴入耳内。

▲治血崩

30～60 克鲜全草，加黄酒、水各半煎服。

▲治湿疹、皮肤瘙痒

500 克鲜全草，切碎加 95% 酒精拌湿，再加 30% 酒精浸泡 1 周，去渣，涂患处，每日 3 次。

黄连

【功效】

清热，泻火，燥湿，解毒。味苦，性寒。

小辞海

多年生草本，高15～25厘米。根茎黄色，常分枝，密生须根。叶基黄，坚纸质，花期2～4月，3～6月结果，种子椭圆形，褐色。立冬后采收为宜，晒干，撞去粗皮。属于毛茛科。

【小药方】

▲治白喉

0.6克黄连粉，每天4～6次，口服，并用1%黄连液漱口。

▲治麦粒肿

15克黄连，用乳汁浸泡药物，浸泡1天后，点涂患处，每日3～4次。

▲治肺结核

适量黄连素，口服，每次300毫克，每日3次，3个月为1个疗程。

中医药科普读本 第一辑

百草祛病

黄芪

【功效】

利尿、排脓、补气固表、敛疮生肌。味甘，性温。

小辞海

多年生草本。茎直立，上部有分枝。奇数羽状复叶互生。花期6～7月，7～9月结果，果为荚果，半椭圆形，稍扁，半透明膀胱状鼓起，长20～30毫米，宽8～12毫米，顶端有刺尖，内有几粒黑色种子。根于春秋二季挖，晒干备用。属于豆科。

【小药方】

▲治体虚自汗，盗汗

15克黄芪，30克糯稻根，12克白芍，6克桂枝，10克柏子仁，水煎服。

▲治慢性溃疡久不收口者

适量黄芪，研为极细粉，外敷溃疡处。

▲治系统性红斑狼疮

30～90克黄芪。水煎服，连服2～12个月。

▲治面目四肢浮肿，小便不利

15克黄芪，3克甘草，防己、白术各10克，水煎服。

活血丹

【功效】

清热解毒，利尿消肿。味苦，性寒。

小辞海

亦称"连钱草"。多年生匍匐草本。茎细长，方形。叶交互对生，茎下部的叶较小，上部的较大，肾形或心脏形，有长柄。春季开花，花唇形，蓝色，每2～6朵轮生于叶腋。北美洲、东亚均产；中国各地都有分布，生于阴湿处。属于唇形科。

【小药方】

▲治尿路感染

9～12克，煎服。

▲治尿路结石

150～180克，煎服，或250克鲜草，捣汁服。

▲治丹毒、跌打损伤、关节炎

9～12克，煎服。适量鲜草，捣烂，外敷。

▲治湿疹、鹅掌风

适量鲜草，煎水洗或捣汁涂患处。

中医药科普读本 第一辑

百草祛病

荠菜

【功效】

利肝、明目、凉血、清肠、降血压。性温，味甘。

小辞海

一二年生草本。基出叶塌地丛生，羽状深裂或全裂，叶被毛茸。春天开花，总状花序，花小，白色。短角果，内含多数种子。属于十字花科。

【小药方】

▲治热病后小便不利

500克鲜全草，煎服。

▲治各种内出血

12 ~ 15克全草，煎服。

▲治久痢

全草研末，6克，每日2次，枣汤送服。

▲治小儿麻疹火盛

30克鲜全草，30克白茅根，水煎，当茶饮。

鸡冠花

【功效】

清热利湿，收敛止血。性凉，味甘。

小辞海

一年生草本。叶卵形、卵状披针形或披针形。夏秋开花，穗状花序由于带化现象而呈扁平鸡冠状，有时羽毛状，一个大花序下面有数个较小分枝；花被片红色、紫色、黄色、橙色或红色黄色相间。属于苋科。

【小药方】

▲治尿道感染

15克干花，15克萹蓄，30克鸭跖草，煎服。

▲治鼻出血、月经过多

9克干花，15克茜草，煎服。

▲治下痢赤白

10克鸡冠花，适量白酒，同煎煮，去渣，取汁，温服。

▲治痔疮

250克全草（连花），适量明矾，水煎，熏洗。

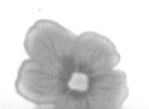

绞股蓝

【功效】

止咳祛痰，益气健脾，清热解毒。味苦，性寒，无毒。

小辞海

多年生攀援草本，无毛或被柔毛。叶互生，鸟足状，有小叶 3～9 枚。7～9 月开单性花，淡绿色或白色。浆果球形，如豌豆大小，不开裂，或为蒴果，种子 2～3 粒，阔扁形。于 8～9 月开花前采收，晒干备用或鲜用。属于葫芦科。

【小药方】

▲治手足癣

30～90 克鲜绞股蓝头部嫩叶，放于双手掌中揉搓出汁液为止，再用布包上反复擦患处。每日 3～5 次，1 周即愈。

▲治高脂血症，动脉硬化症

30 克绞股蓝，山楂、决明子各 15 克。水煎服。

▲治慢性支气管炎

绞股蓝晒干研粉，每次 3~6 克，吞服，每日 3 次。

接骨木

【功效】

续筋骨、利尿、活血。性平,味苦、甘。

小辞海

亦称"扦扦活"。落叶灌木或小乔木;老枝具黄褐色髓心。叶对生,羽状复叶,小叶5~7枚,卵形或椭圆形,有锯齿,揉碎后有臭气。春季开花,花小,黄白色,密集成聚伞圆锥花序。浆果圆球形,红色。分布于中国华北、东北和华东各地;也产于欧洲和日本。属于忍冬科。

【小药方】

▲治疟疾

7片小叶,水煎,发作前1小时服。

▲治骨折,跌打损伤

15克接骨木,1.5克乳香,当归、芍药、川芎各9克,研末,为丸,黄酒送服,每次6克,也可用酒化后外敷。

▲治风湿性关节炎

15~30克枝、叶或根,煎服。

韭菜

【功效】

温中行气、活血散瘀、健胃提神、止血收敛。性温，味辛。

百草治百病

小辞海

多年生宿根草本，叶细长扁平而柔软，翠绿色。叶由上部的叶片和基部的叶鞘组成，叶的分生带在叶鞘基部，收割后可继续生长，一年中可多次收割，夏秋抽花茎，顶端集生小白花，伞形花序，种子小，黑色。属于百合科。

【小药方】

▲治跌打损伤、虫蛇狗等咬形成的瘀血肿痛

50～75克鲜韭菜，捣烂取汁饮，或炒熟当菜食。

▲治胃炎引起的胃寒怕冷、呃逆反酸等

30～45克鲜韭菜，捣烂取汁饮，或炒熟当菜食。

▲治吐血、鼻出血、血尿、痢疾、痔漏

50～75克鲜韭菜，捣烂取汁饮，或炒熟当菜食。

▲治男子阳虚症

250克鲜韭菜白，加60克胡桃肉，用麻油炒熟，分30份，每天1份，共服1个月，此方宜在冬季使用。

决明子

【功效】

清肝明目，益肾，除风，润肠通便。性平，味咸。

小辞海

豆科植物决明的成熟种子。决明：一年生半灌木状草本，被短柔毛。茎基部木质化。羽状复叶互生，小叶2～4对，倒卵形至倒卵状长圆形，顶端圆，有小突尖，在下面两小叶之间的叶轴上有长形腺体。夏秋开花，黄色。荚果长线形，微弯。种子菱状方形，淡褐色，有光泽。原产美洲热带；中国各地栽培。属于豆科。

【小药方】

▲治头痛

种子适量，泡开水，当茶饮，经常服。

▲治慢性便秘

6克种子或叶，煎服。

▲治急性火眼红痛

6克种子，捣碎，煎服。

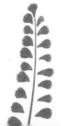

老鹳草

【功效】

清热解毒，活血祛风。性凉，味苦涩。

小辞海

一年生草本。基部分枝，全株密被柔毛。叶对生，掌状3～5深裂，顶端尖。两面有柔毛，叶脉于下面隆起，茎生叶的叶柄较基生叶短，基部有叶托。花成对顶生或生于腋出花轴的顶端，花萼5片，卵形，先端有芒。花淡红色，蒴果顶端如鸟嘴，长3～5厘米。种子长倒卵圆锥形，褐色，长2～2.5毫米。花期4～6月。果期5～7月。属于牻牛儿苗科。

【小药方】

▲治高血压、头痛

适量种子，泡开水，当茶饮，经常服。

▲治急慢性肠炎、下痢

18克全草，9枚红枣，煎浓汤，一日3次分服。

灵芝

【功效】

宁心益胃，滋补强壮，助消化。味淡、微苦，性温。

小辞海

一年生附生真菌。子实体伞状，木栓质。菌盖半圆形或肾形，宽5～12厘米，厚1～2厘米，盖面黄褐色或红褐色，有光泽，有不明显的环状棱纹和放射状皱纹，边缘较薄，全缘或波状。管口面乳白色，后变为浅褐色或红褐色；管口圆形，每1毫米约5个；袍子褐色，卵形，极细小，粉末状。菌柄侧生，长8～10厘米，扁圆形，粗1～1.5厘米，红褐色或黄褐色。子实体于夏、秋季采收，晒干或晾干备用。属于多孔菌科。

【小药方】

▲治慢性肝炎，风湿关节炎，肺气肿

5克灵芝，加200毫升冷水浸泡，在火上煮沸5分钟，温服，每晚1次。可多次煮至到没味再换新药。

▲治血胆固醇过高症

6克灵芝。水煎，日分3次服，也可浸酒服。

龙葵

【功效】

清热解毒，活血消肿。味苦、微甘，性微寒，有毒。

小辞海

一年生草本。茎多分枝，叶互生，卵形。近全缘或具不规则的波状齿。夏季开花，花小，白色，伞状聚伞花序，腋外生。浆果球形，熟时紫黑色。广布于世界各地；中国各地都有分布，荒地普遍野生。属于茄科。

【小药方】

▲治疗肿

适量鲜全草，捣碎，酒服。

▲治痢疾

24~30克龙葵叶(鲜者用加倍量)，24克白糖。水煎服。

▲治扁桃体炎

取30克种子炒熟，用100毫升酒淬后收存，用时加醋煎汁，漱口。

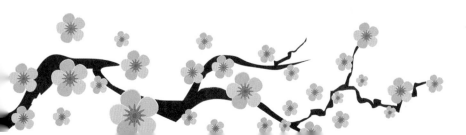

芦根

【功效】

清热解毒，解渴止呕。味甘，性寒。

小辞海

禾本科植物芦苇的根茎。芦苇：多年生草本。根状茎粗壮匍匐。秆高 1～3 米，节下有白粉。叶片宽披针形，两列。夏秋开花，圆锥花序长 10～40 厘米，小穗含 4～7 小花。

【小药方】

▲治口渴、口臭、呕吐、便秘等胃热症

芦根、鲜竹茹各 15～30 克，煎服。

▲治急性热病的口渴、小便黄赤

芦根配合麦门冬、鲜生地黄各 15～30 克，鲜用 30～60 克，煎服。

▲治肺热咳嗽（吐浓痰）、肺痈

芦根、冬瓜子、生薏苡仁、鱼腥草各 15～30 克，鲜用 30～60 克，煎服。

▲解河豚毒

适量，煎服。

中医药科普读本 第一辑

百草祛病

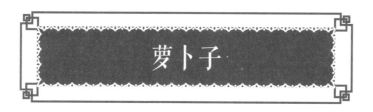

萝卜子

【功效】

消食化痰。味辛、甘，性平。

小辞海

十字花科植物萝卜的种子。萝卜：一年或二年生草本。肉质直根呈圆锥、圆球、长圆锥、扁圆等形，肥厚多肉，白、绿、红或紫色等。叶大，羽状分裂或不分裂。总状花序，花白或浅绿色。子呈黄、棕色。

【小药方】

▲治咳嗽痰多

可配合黑苏子、白芥子等各5～9克，煎服。

▲治食积不消、胃腹饱胀

可配合鸡肫皮、生麦芽、生谷芽等各5～9克，煎服。

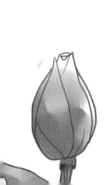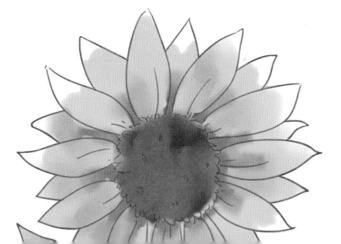

罗汉果

【功效】

清热润肺，滑肠通便。味甘，性凉。

小辞海

多年生攀援草质藤本，长2～5米。嫩茎暗紫色，有白色和黑褐色短柔毛，嫩枝叶折断有浅红色汁液溢出。根块状。6月开花，8～9月结果，果实卵形、椭圆形或球形，长4.5～8.5厘米。果皮薄，密生淡黄色柔毛，嫩时深棕红色，成熟时青色，内含多数种子。种子扁平圆形，淡黄色，边缘有槽。果实成熟后，用慢火烘干。属于葫芦科。

【小药方】

▲治肺虚咳嗽

1个罗汉果，15克百合。水煎，调蜜糖适量服。

▲治支气管炎，扁桃体炎，便秘

15~30克罗汉果，开水泡，当茶饮。

▲治百日咳

1个罗汉果，鱼腥草、水蜈蚣各30克。水煎服。

▲治月经不调

15克罗汉果，30克益母草，水煎服。

络石藤

【功效】

补肾、止泻，通经经，利关节。性微温，味苦、微涩。

小辞海

夹竹桃科络石属植物络石的带叶藤茎。络石：常绿攀援木质藤本。叶对生，椭圆形或卵状披针形，老时革质。夏季开花，花白色，有香气，复聚伞花序。广布于中国各地；印度至日本亦有。通常攀援于岩石上。

【小药方】

▲治腹泻

60克络石藤、10个红枣，煎服。

▲治跌打损伤、关节酸痛

60克络石藤，水煎冲黄酒、白糖服。

▲治坐骨神经痛

60~90克络石藤，水煎服。

▲治外伤出血

取适量鲜叶，捣烂，涂于伤口。

马鞭草

【功效】

破血通经，杀虫消肿。性微寒，味苦。

小辞海

多年生直立草本，基部木质化，茎方形。叶对生，倒卵形至长椭圆形，通常深三裂，穗状花序，形似马鞭，夏秋间开花，花唇形，淡紫色。果实熟时裂为四个小坚果，自生荒野。原产欧洲，中国华东、西南、华南各地都有分布。属于马鞭草科。

【小药方】

▲治传染性肝炎

45克鲜根，煎服。

▲治急慢性湿疹

90克鲜全草，洗净置瓦器中（忌用金属类器），加500毫升水，煮沸。待冷后外洗患处，每日数次。

▲治刀伤出血

取适量鲜全草捣烂，包敷。

▲治肠炎、痢疾

30~60克鲜全草，水煎服。

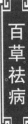

马齿苋

【功效】

凉血消肿，清热解毒。性寒，味酸。

小辞海

一年生草本植物，茎匍匐地面，叶子小，倒卵形，夏季开花，花小，黄色。蒴果圆锥形，盖裂，生于原野，茎叶可以吃，也可入药。属于马齿苋科。

【小药方】

▲治疗疮、肿毒、蛇咬伤

60～120克鲜全草，煎服，并用全草加适量雄黄粉，捣烂，调匀外敷。

▲治小便尿血，便血

鲜马齿苋绞汁，藕汁等量。每次半杯（约60克），以米汤和服。

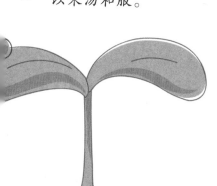

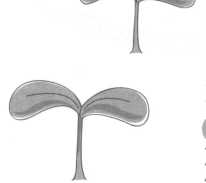

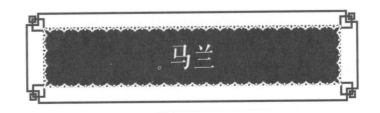

马兰

【功效】

凉血清热，利湿解毒。性平，味辛。

小辞海

多年生草本植物，叶子长椭圆状披针形，边缘像粗锯齿，花外缘紫色，中间黄色，形状跟菊花相似。全草入药。属于菊科。

【小药方】

▲治胃溃疡、胃痛呕吐

60～90克鲜根，2片生姜，水煎服。

▲治咽喉肿痛、扁桃体炎

60克鲜根，加开水捣汁，频频含咽，亦可煎服。

▲治疗疮肿毒、腮腺炎

适量鲜全草，加少许食盐，捣烂外敷，每日1次；同时用鲜根60克，水煎服。

▲治衄血不止

鲜叶一握，用第二次淘米水洗净，捣烂取自然汁，调等量冬蜜加温内服。

牛蒡

【功效】

疏风散热，宣肺透疹。性平，味辛。

小辞海

二年生草本，根肉质，茎粗壮，带紫色，有微毛，上部多分枝，基生叶丛生，茎生叶互生，阔卵形至心脏形，背面密生白毛，头状花序簇生或排成伞房状，夏秋开花，全部为管状花，紫红色，野生或栽培。种子繁殖。中国自东北至西南各地都有分布；日本、欧洲也产。属于菊科。

【小药方】

▲治皮肤瘙痒

适量全草，煎水洗。

▲治痈肿

干根研末，用菜油调成糊状，外敷。

▲治毒蛇咬伤

鲜全草加食盐，捣烂外敷。

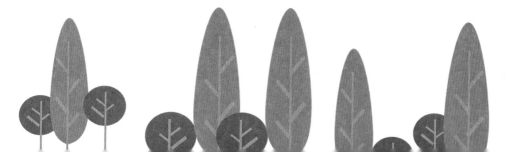

牛筋草

【功效】

活血补气，清热利湿。味甘、淡，性平。

中医药科普读本

第一辑

百草祛病

小辞海

一年生草本，秆丛生，叶线形夏秋抽穗状花序，两至数枚呈指状簇生于茎端；每小穗含有3～6朵小花，小穗无柄。多生于荒地。欧洲和亚洲温暖地区均有分布；在中国广布于各地。可作饲料。属于禾本科。

【小药方】

▲治高热，抽筋神昏

120克草，水3碗，炖1碗，少许食盐，12小时内服尽。

▲治脱力劳伤

15～30克干全草，煎服。

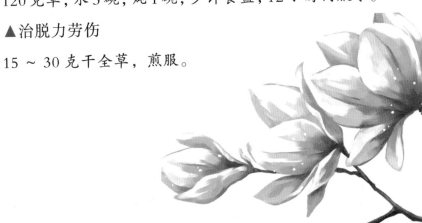

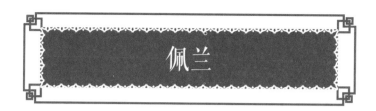

佩兰

【功效】

芳香化湿，醒脾开胃，发表解暑。味辛，性平。

小辞海

多年生草本，高70厘米左右。全株有香气。根状茎横走。茎直立，圆柱状。叶对生，下部的叶早枯，中部的叶深裂，裂片长圆形或长圆状披针形，边缘有锯齿。蒴果圆柱形，熟时黑褐色。夏季花开前采全草，鲜用火晒干。属于菊科。

【小药方】

▲治跌打肿痛

适量鲜佩兰、鲜榕树叶，共捣烂，酒炒敷患处。

▲治消化不良

12克佩兰，10克省头草，9克淡竹叶。水煎服，每日1剂。

▲治腰肌劳损

60克鲜佩兰，切碎，1～2个鸡蛋，调匀，加油盐煮熟，用酒送服。

枇杷叶

【功效】

清肺止咳，降逆止呕。味苦，性微寒。

小辞海

蔷薇科植物枇杷的叶。枇杷：常绿小乔木，高3～8米。茎直立，小枝粗壮，被锈色绒毛。单叶互生，革质，长椭圆形至倒卵状披针形，先端短尖，基部楔形，边缘有疏锯齿，上面深绿色有光泽，下面密被锈色绒毛。花淡黄白色，顶生圆锥花序。浆果状梨果卵形、椭圆形或近圆形，熟时橙黄色。全年采叶，鲜用或晒干，用时刷去叶背面绒毛。

【小药方】

▲治咳嗽

7～8片（或100克）枇杷叶，去毛包煎。口服。

▲治痱疹

适量枇杷叶，煎汤。加入浴水中淋浴。

▲治面上生疮

枇杷叶，布擦去毛，烘干研末，食后茶汤调下6克。

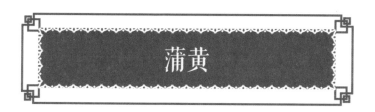

蒲黄

【功效】

化瘀通淋，止血。性平，味甘。

小辞海

香蒲科植物水烛香蒲等的花粉。亦称"荣"。唇形科。一年生草本，全株有芳香。茎方形。叶对生，椭圆状披针形或卵状椭圆形。夏季开花，花唇形，淡蓝色，多数，密集成顶生的偏向一侧的穗状花序。主产于中国东北，东南及西南等地。为蜜源植物；茎叶可提取芳香油；全草入药。

【小药方】

▲治吐血、鼻衄、便血

用根60克炒焦，煎服。

▲治膀胱炎、血尿

6克干花粉，15克金钱草，侧柏叶、生地黄各9克，15克马齿苋，煎服。

▲治外伤出血

适量干花粉，撒敷创面。

注：蒲黄有收缩子宫的作用，孕妇忌服。

牵牛花

【功效】

泻湿热，利大小便。性寒，味苦。

中医药科普读本 第一辑

百草祛病

小辞海

一年生缠绕草本，具短毛，叶互生，近心脏形，通常三裂。秋季开花，花冠漏斗状，蓝色、淡紫色或白色，蒴果球形，种子卵状三棱形，有褐色短茸毛，原产热带美洲。属于旋花科。

【小药方】

▲治消化不良

种子炒熟，研末，开水冲服，每日2～3次，每次3～6克。

▲治大便秘结

6～15克种子，煎服。

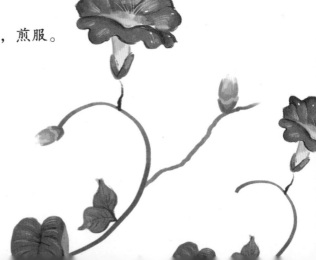

芡实

【功效】

固肾涩精，补脾止泻、止带。味甘、涩，性平。

小辞海

芡属睡莲科植物芡的种仁。芡：一年生水生草本。具有白色须根及不明显的茎。初生叶沉水，箭形；后生叶浮于水面，圆形，直径65～130厘米，正面多皱纹，反面紫色，两面均有刺。叶柄生叶底中央。花鲜紫红色，在水面平放，日开夜合。浆果带刺，如鸡头状。种子球形，黑色，坚硬，内含白色粉质胚乳。秋采种子，晒干去壳取仁入药。

【小药方】

▲治慢性肾炎，蛋白尿

共煮粥吃，每日1次，10日为1疗程，间歇服2～4个疗程。

▲治脾虚久泻

芡实、苡米各15克，20克莲子（去芯），18克山药。加水煮烂，加适量白糖，连渣分2次服之。

芹菜

【功效】

调经，通淋，平肝清热，除烦消肿。味甘，性凉。

小辞海

一二年生草本。基出叶为二回羽状复叶；叶柄发达，中空或实，色绿白或绿黄，有特殊香味。伞形花序，花小，白色。属于伞形科。

【小药方】

▲治高血压

鲜芹菜一把，捣汁，每次一酒盅，日服3次，对早期高血压效果显著。

▲治经血前期

芹菜切成小段，熬水下面条，经常服用。

▲治月经不止

15克干芹菜，适量红糖，2个鸡蛋，共食，一日2次。

▲治肝炎

芹菜根、香菜根各27克，1个鸡蛋，3片鲜姜，水煎，日服3次。

忍冬藤

【功效】

清热解毒。性寒，味甘。

小辞海

忍冬科植物忍冬的茎叶。忍冬：多年生半常绿缠绕灌木。叶对生，卵形，有柔毛。夏季开花，苞片叶状，花唇形，芳香，外面有柔毛和腺毛，雄蕊和花柱均伸出花冠；花成对生于叶腋，初白后黄，黄白相映。属于忍冬科。

【小药方】

▲治疮久成漏

忍冬草浸酒，常服。

▲治四时外感，发热口渴

50 克忍冬藤（带叶或花，干者）（鲜者 150 克）。煎汤代茶顿饮。

▲治红白痢疾

120 克花，研细末，每次服 18 克，加少量红糖或白糖，饭前开水冲服，每日 3 次。

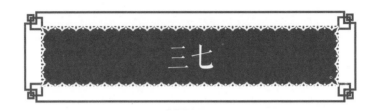

三七

【功效】

味甘、微苦，性温。散瘀止血，消肿镇痛。

小辞海

多年生草本。茎高30～60厘米。6～8月开花，花黄白色，组成伞形花序单生于枝顶，有花80～100朵或更多。8～10月结果，果实肾形，长约9毫米，成熟时红色。种子球形，种皮白色。夏末、秋季开花前，或秋季种子成熟后采其根，晒干备用。属于五加科。

【小药方】

▲治无名痈肿，疼痛不止

三七用米醋调涂。已破者，研末干涂。

▲治手足皲裂

将30克三七，研为细末，加少许麻油适量调和，热水浸脚后涂患处，每日3～4次，30日为1个疗程。

▲治咯血

适量生三七，研为细粉，每次用0.6～0.9克，每日2～3次。

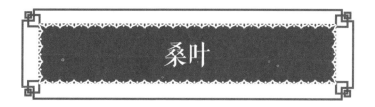

桑叶

【功效】

明目、清热、祛风。味甘，微苦，冷寒。

小辞海

桑科植物桑的叶。桑：树皮为黄褐色，树枝为灰白色或灰黄色，细长疏生，嫩时稍有柔毛。生于叶腋，与叶同时生出。穗状花序，花小，黄绿色。聚合果腋生，肉质，有柄，椭圆形，深紫色或黑色，少有白色的。属于桑科。

【小药方】

▲治咽喉红肿、牙痛

9～15克桑叶，煎服。

▲治感冒发热、头痛

桑叶、野菊花、连翘、薄荷、苦杏仁各9～15克，煎服。

▲治风火赤眼

将适量桑叶煎汤，熏洗。

▲治头目眩晕

桑叶、菊花、枸杞子各15克，10克决明子，水煎服。每日1剂，每日1次。

山楂

【功效】

消食健胃，散瘀行滞。味酸、甘，性微温。

小辞海

落叶乔木，高约 6 米。果实为梨果，近球形，深红色，有淡褐色斑。我国辽宁、河北、河南、山东、山西、江苏等地均有栽培。用分株、嫁接等法繁殖。果实味酸，可做果酱或生食。果干后入药，有消积化滞、健胃舒气、降血压等功效。变种山里红，果较大，华北各地栽培。属于蔷薇科。

【小药方】

▲治肥胖病

30 克山楂，6 克陈皮，荷叶、白茅根各 20 克。早上将药装入热水瓶内，沸水冲泡后当茶饮。

▲治食滞不化，肉积，乳食不消

30 克山楂，6 克陈皮。水煎，分 2～3 次服。

▲治肾炎

取 90 克山楂（儿童 30～45 克），水煎。口服，每日 1 剂，14 日为 1 个疗程。

山药

【功效】

补脾养胃、生津益肺、固肾益精。味甘，性平。

小辞海

多年生草质缠绕藤本。块根肉质，略呈圆柱形，垂直生长，长40～90厘米，直径2～9厘米。外皮土黄色，生有多数须根，断面白色带黏性。蒴果三棱状扁圆形或三棱状圆形，外面有白粉。花期6～9月，果期7～11月。种子周围有薄膜质翅。根块冬季采挖为佳，晒干备用。属于薯蓣科。

【小药方】

▲治湿热虚泻

山药、苍术等份，饭丸，米饮服。

▲治发热性疾病后引起的虚弱或咳喘痰多

45克鲜山药，30克甘蔗汁，18克酸石榴汁，4只生鸡子黄。先将山药煎汤一大碗，再加入后三味调匀，分3次温服。

山茱萸

【功效】

补益肝肾，涩精固脱。味酸、涩，性微温。

中医药科普读本 第一辑

百草祛病

小辞海

落叶灌木或小乔木，高 3 ~ 4 米。树皮淡褐色，呈片状剥落，嫩微枝无毛。8 ~ 10 月结果，果实椭圆形或长椭圆形，长 1.2 ~ 1.5 厘米，直径约 7 毫米，光滑无毛，成熟时红色，果皮干后皱缩像葡萄干。种子长椭圆形，两端钝圆。秋末冬初收集果实备用。属于山茱萸科。

【小药方】

▲治偏头痛

山茱萸适量。每次 6 克，嚼服，每日 2 次。

▲治汗出不止

山茱萸、白术 15 克，30 克生龙骨（先煎），30 克生牡蛎（先煎）。水煎服。

▲治汗出虚脱

150 克山茱萸。取上药，急火煎取浓汁 1 大碗。第 1 次服 1/3 量，余药视病情分次频饮。

商陆

【功效】

性寒，味苦，有毒。泻水饮，消胀满。

小辞海

多年生粗壮草本。根肉质，圆锥形。叶卵圆形，全缘。夏秋开花，花两性，白色，总状花序圆柱状，直立。浆果扁球形，紫黑色。果序直立。产于中国以及日本、朝鲜半岛和印度。属于商陆科。

【小药方】

▲治一切肿毒

根和盐少许，捣敷。

▲治跌打损伤

鲜根、苦参等量，酌加黄酒，捣烂，烘热敷患处。

▲治过敏性皮炎

全草适量，水煎熏洗。

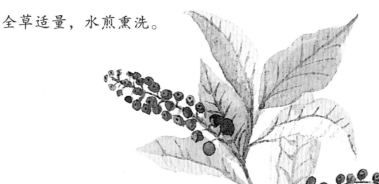

蛇床子

【功效】

强阳补肾，祛风、燥湿、杀虫。性温，味辛苦，有小毒。

小辞海

伞形科植物蛇床的果实。蛇床：一年生草本，茎多分枝。叶三回三出式羽状全裂，最终裂片线形。夏季开花，花白色，复伞形花序。双悬果卵圆形，果棱翅状。产于中国各地；朝鲜半岛、越南、北美及欧洲也有分布。

【小药方】

▲治高血压

种子250克，煎水2 000毫升，当茶饮。

▲治阳痿

3～9克种子，煎服。

▲治阴囊湿疹、会阴瘙痒

适量种子，水煎熏洗。

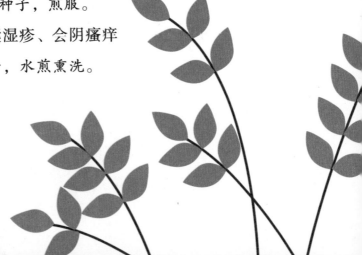

中医药科普读本 第一辑

百草祛病

石菖蒲

【功效】

开窍辟秽，化湿健胃，安神益智。味辛，性温。

小辞海

多年生丛生草本。根茎横卧，直径0.5～0.8厘米，弯曲、分枝、密生环节。叶基生，长10～30厘米，宽0.5～0.7厘米，剑形条状，基部对折，中脉不明显。肉穗状花序圆柱形，叶状苞（佛焰苞）长5～15厘米。花小，黄绿色。浆果倒卵形。冬、春采根状茎，晒干。叶多鲜用，随用随采。根、叶均有香气。属于天南星科。

【小药方】

▲治痰迷心窍

石菖蒲、生姜，共捣汁灌下。

▲治风湿、类风湿性关节炎

15克石菖蒲。水煎服。

▲治食牛肉中毒

适量石菖蒲，研末口服。

▲治风虫牙痛

以石菖蒲抵牙痛处咬定，或塞缝亦可。

水红菱

【功效】

解毒，消肿。味甘，涩平。

小辞海

一年生水生草木。水上叶棱形，叶柄上有浮囊，夏末秋初开花，花单生与叶腋，呈白色或淡红色，花受精后沉入水中，长成果实，成为菱。属于菱科。

【小药方】

▲治皮肤多发性赘疣

用鲜菱柄涂擦，或捣烂外敷。

▲治胃溃疡、乳房结块

茎及叶柄或果柄，每日 30 ~ 45 克，煎服。或用带壳菱煎服，也可配合 30 克生薏苡仁，同煎。

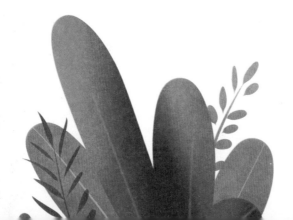
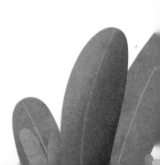

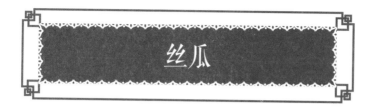

丝瓜

【功效】

清热解毒，凉血通络。苦、酸，微寒。

小辞海

一年生草本,有两种:普通丝瓜,果长圆筒形,种子扁,黑或白色,光滑,边缘狭翼状,各地有栽培;棱角丝瓜,果有棱角,较短,种子黑色,表面有网纹,无狭翼状边缘,原产印度尼西亚,中国南部各地栽培较多。性喜高温潮湿,终霜后播种或移植于露地。属于葫芦科。

【小药方】

▲治创伤出血

适量干叶,研粉外敷伤口,用消毒纱布包扎。

▲治烦热口渴

5～9克鲜叶,煎服。

▲治天疱疮

适量鲜叶,洗净,捣烂外敷。

▲治大小便热结不通

1个老丝瓜,10克甘草,15克木通。煎汤,频饮。

桃仁

【功效】

活血散瘀，通经，止咳。味苦，性平。

小辞海

蔷薇科植物桃或山桃的种子。落叶小乔木。叶阔披针形，有锯齿，叶基有蜜腺。花单生，淡红、深红或白色，核果近球形，表面有毛茸或光滑，肉厚汁多，肉色分乳白、金黄、红色三种。多用嫁接繁殖。原产中国，以华北、华东、西北各地栽培最多。果实除供生食外，可制成桃脯、罐头等。花色艳丽，为重要观赏树种。中医学上用仁、花入药。干幼果称"瘪桃干"，也入药。变种蟠桃和油桃，也栽培供食用。

【小药方】

▲治肺痈咳嗽

可配合鲜芦根、冬瓜子、生薏苡仁等各5～9克，煎服。

▲治经闭、跌打损伤、瘀血作痛

可配合红花、赤芍药等各5～9克，煎服。

中医药科普读本 第一辑

百草祛病

天胡荽

【功效】

散风通窍、清肺、止痛。性寒，味辛。

小辞海

多年生常绿小草本，茎细弱，匍匐地面，节上生叶和根，叶肾圆形，有浅裂和圆齿，夏秋开花，花甚小，绿白色，头状伞形花序与叶对生，双悬果侧向压扁，背方各有三肋。属于伞形科。

【小药方】

▲治跌打损伤

6～9克干全草，煎服，渣趁热敷患处。

▲治喉蛾

鲜草洗净，加食盐少许，捣烂取汁，滴于喉痛处。

▲治百日咳

15～30克鲜草，捣烂绞汁，调蜂蜜或冰糖炖，温服。

▲治鼻炎

鲜草，捣烂，塞鼻内。

▲治脚癣

鲜草适量，加食盐少许，捣烂外敷。

天名精

【功效】

祛痰杀虫，破瘀止血，清热解毒。性寒，味甘。

多年生草本，茎直立，上部多分枝，密生短柔毛，茎下部的叶互生，长椭圆形，上部叶渐小，长圆形，无柄，头状花序多数，腋生，半下垂，夏秋开花，花黄色；外围的雌花花冠丝状，中央的两性花花冠管状。属于菊科。

【小药方】

▲治喉痹肿痛

适量鲜全草，捣烂取汁含漱。

▲治支气管肺炎

9～15克全草，水煎服。

▲驱蛔虫

6～9克种子，水煎，空腹服。

▲治恶疮

捣鲜全草汁饮服，每日两三次。

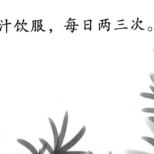

田皂角

【功效】

清热解毒、利尿，外用祛风。味苦，

小辞海

一年生草木，上部中空，复叶互生，呈线状长椭圆形，晚上闭合。花黄色，豆荚细长，扁平。属于豆科。

【小药方】

▲治血淋

田皂角、鲜车前草各30克，水煎服。

▲治荨麻疹

适量全草，煎水熏洗患处。

▲治小便不利

6～15克干全草，水煎服。

▲治外伤出血

适量鲜草，洗净，捣烂，外敷患处。

铁扁担

【功效】

全草解毒、消肿、止痛，鲜根泻下通便。（随用随采全草及根茎）味苦

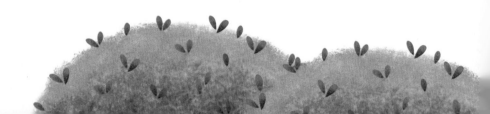

小辞海

多年生常绿草本。地下根茎粗短，匍匐生枝，高1～1.5米。叶剑形，密集根际，基部相互拥抱，绿色稍带白粉，具有多数纵脉纹。花茎从叶丛中抽出，花序顶生，1～2回分枝，花淡蓝紫色，花心黄色，基部合生成短筒。属于鸢尾科。

【小药方】

▲治肝炎、肝痛、喉痛、胃病

15～30克全草，煎服。

▲治便秘

9～12克鲜根，洗净，切碎，吞服，一般1小时左右即泻。服后若有腹痛，则不可再服！

中医药科普读本 第一辑

百草祛病

透骨草

【功效】

祛瘀调经，活血消肿。性微温，味甘苦。

小辞海

一年生草本。茎圆形，多肉质和水分。叶互生，披针形，叶柄有腺体。叶腋生花，花冠深红、淡红或白色，蒴果扁椭圆形而尖，外披茸毛，内含种子多个，成熟时果皮裂开而弹出。属于凤仙花科。

【小药方】

▲治腰扭伤

鲜草根适量，加少许盐，打烂外敷。

▲治蛇虫咬伤、疮疖痈肿

鲜草适量，打烂外敷。

▲治跌打损伤、瘀血疼痛

可配合当归、怀牛膝、红花、玄胡索各9～15克，煎服。

注：透骨草茎（除去叶、据）辛温，有小毒。祛风湿、活血止痛，孕妇忌服。

土人参

【功效】

补中益气，润肺生津，凉血消肿。味甘，性平，无毒。

小辞海

马齿苋土人参属植物栌兰的根。栌兰：一年生草本，高可达70厘米。蒴果近球形，熟时3瓣裂。种子多数，黑色，有光泽，具微细腺点。秋季采根，洗净，除去须根，刮去表皮，蒸熟晒干。

【小药方】

▲治脾虚泄泻

25～50克土人参，25克大枣。水煎服。

▲治病后虚弱

干土人参、无脂牛奶各30克，1个猪脚。上药同煲，用酒冲服。

▲治自汗、盗汗

100克土人参，1个猪肚。炖服。

▲治肺燥咳嗽

30克干土人参。水煎服。

万年青

【功效】

强心利尿，解毒。性寒，味甘辛。

小辞海

多年生草本植物。冬夏常青，根状茎粗短，叶子披针形或带形，从根状茎生出，花淡绿色，果实橘红色或黄色。根、茎、叶、花均可入药。属于百合科。

【小药方】

▲治牙龈肿痛

根切片，含于痛处。

▲治咽喉肿痛

3～5片鲜叶，捣汁，加酸醋一小杯，频含咽。

▲治疯狗咬伤

1片鲜叶，水煎服，每日1次，连服2～3天。

▲治疔疮肿毒

适量鲜根，捣烂外敷。

注：本品有小毒，慎服。

五加皮

【功效】

通乳，益气固表。味微甘，性平，无毒。

中医药科普读本 第一辑

百草祛病

小辞海

五加科植物细柱五加的干燥根皮。五加：落叶灌木。枝无刺或于叶柄基部单生扁平的刺。夏季开小白色花，腋生或顶生伞形花序。浆果状核果近球形，黑色。种子扁平，细小。花期7月，果期9～10月。全年采其根。

【小药方】

▲治风湿痹痛

100克五加皮，1只猪蹄，500毫升黄酒。同煮至熟烂，服食。

▲治肾虚腰痛、脚冷

9～15克五加皮。水煎服，可炖猪骨服。

▲治贫血、神经衰弱

五加皮、五味子各6克。加白糖，开水冲泡代茶饮，每日1剂。

乌梅

【功效】

敛肺涩肠，生津，安蛔。味酸，性温。

小辞海

蔷薇科植物梅未成熟的果实，经熏烤加工而成。梅：落叶小乔木，高可达 10 米。小枝绿色，细长，枝端小刺状。5 月立夏前后采将熟的青梅，烘、闷使之变黑，即为乌梅。1 ～ 2 月采花蕾，晒干或烘干。

【小药方】

▲治过敏性哮喘

乌梅、防风、银柴胡、五味子各 12 克。水煎服，每日 1 剂。

▲治鸡眼

乌梅肉适量，捣烂，加少许醋调成糊状，外敷鸡眼上，以胶布固定之。

▲治小儿腹泻

乌梅、山楂各 15 克。先用水浸泡 1 小时，煎 3 次，每次煎 1 小时，合并 3 次煎液，加糖适量，分 3 次服。

五味子

【功效】

收敛固湿、益气生津、补肾宁心。味酸甘，性温。

中医药科普读本　第一辑

百草祛病

小辞海

落叶木质藤本，茎皮灰褐色，皮孔明显，小枝褐色，稍具棱角。浆果球形，肉质，熟时深红色。花期5～6月，果期7～9月。霜降后果实完全成熟时采摘，拣去果核及杂质，晒干。属于五味子科。

【小药方】

▲治疮疡溃烂

五味子炒焦，研末，敷之。

▲治百日咳

五味子、五倍子各3克。炒熟煎水服。

▲治神经衰弱失眠，或疲倦乏力，睡眠不好

6克五味子，30克珍珠母，5克石菖蒲。水煎服。

▲治虚咳气喘

6克五味子，山茱萸、地黄、山药各15克，10克茯苓。水煎服。

夏枯草

【功效】

清肝火，散郁结。性寒，味苦辛。

小辞海

多年生草本。茎方形，基部匍匐地面。叶对生，卵形或长椭圆状披针形。花唇形，紫色或白色，多数，轮状聚伞花序密集成圆柱形假穗状花序；夏初开花，夏末全株枯萎，故名。广布于中国各地。属于唇形科。

【小药方】

▲治吐血

9～15克花序，煎服。

▲治淋巴结核

15克全草，甘草6克煎服。

▲治打伤、刀伤

把夏枯草捣烂，敷在伤处。

▲治结合膜炎、水肿

90克全草，酒炒，煎服。

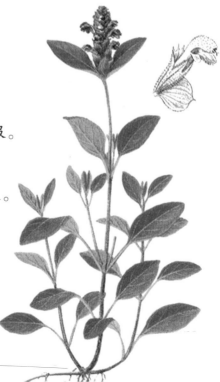

鸭跖草

【功效】

清热凉血，利尿解毒。性寒，味甘。

小辞海

一年生披散草本。茎下部常匍匐地上，多分枝，节上生根。叶互生，披针形或卵状披针形；叶鞘通常无毛。夏秋开花，花深蓝色，聚伞花序呈叉状分枝，略伸出盔状佛焰苞；萼片膜质；花瓣有长爪。蒴果椭圆形，两瓣裂。多生阴湿地区，中国各地都有分布；越南和日本也产。属于鸭跖草科。

【小药方】

▲治水肿

60～90克鲜草，水煎服。

▲治高热惊厥

15克鸭跖草，6克钩藤。水煎服。

▲治咽喉肿痛

60克鲜草，水煎服或捣汁服。

▲治痈疽肿毒、疮疖脓肿

适量鲜草，捣烂，加烧酒少许敷患处，一日一次。

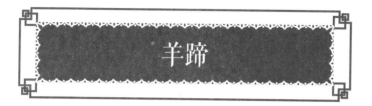

羊蹄

【功效】

凉血，解毒，通便，杀虫。性寒，味苦酸。

小辞海

多年生草本。根粗大，黄色。根生叶有长柄，狭长椭圆形，边缘波状皱折。茎生叶较小，具短柄。托叶鞘筒状，膜质。春夏间开花，花两性，淡绿色。蒴果宽卵形，具三锐棱。产于中国长江以南各地；朝鲜半岛、日本和俄罗斯远东地区亦产。属于蓼科。

【小药方】

▲治股癣、足癣、牛皮癣、湿疹

鲜全草适量，加醋捣烂取汁涂患处。

▲治恶疮疥癣

根捣绞取汁，入少许腻粉，调如膏。涂癣上。如干，调猪脂调和。

▲治红眼、便秘

15～30克鲜根，煎服。重症加3～6克玄明粉，冲服。

野菊花

【功效】

解毒，散瘀，明目。性微寒，味苦、辛。

小辞海

菊科属植物野菊的花。野菊：亦称"山黄菊"。多年生草本。茎基部常匍匐。叶互生，卵状椭圆形，羽状分裂，裂片有锯齿。秋季开花，花黄色，头状花序排列成伞房状。野生在路边荒地。原产中国及日本，中国各地极为常见。

【小药方】

▲治肠炎

15克花，加15～18克马鞭草，水煎，冲白糖，分2次服。

▲治疔疮

野菊花和黄糖捣烂贴患处。如生于发际，加梅片、生地龙同敷。

▲治头癣、湿疹、天泡疮

野菊花、苦楝根皮、苦参根各适量，水煎外洗。

▲治感冒

3～6克花，开水泡，当茶饮。

野蔷薇

【功效】

除风湿，利关节。性温，味酸。

百草治百病

小辞海

落叶攀缘灌木，枝有钩状刺。奇数羽状复叶。夏季开花，花甚香，伞房花序，花梗往往有短腺毛。果小，球形。属于蔷薇科。

【小药方】

▲治消化不良、食欲不振

3～6克干花，煎服。

▲治无名肿毒

适量鲜根或叶，加少许食盐，捣烂外敷。

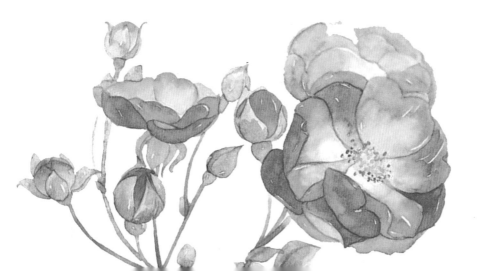

益母草

【功效】

祛瘀调经，活血消肿。性微温，味苦辛。

小辞海

亦称"茺蔚"。一年生或二年生草本。茎直立，方形。叶对生，深裂达基部而成三个窄裂片，裂片再作羽状分裂。夏季开花，花唇形，淡红色或白色，轮生在茎上部的叶腋内。中国各地都有分布。属于唇形科。

【小药方】

▲治痛经、月经不调

60克全草，水煎服。

▲治疖肿

茎叶，捣烂敷上，又绞取汁五合服，即内消。

▲治带状疱疹

全草烧炭、研粉，用麻油调涂。

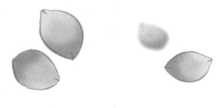

中医药科普读本 第一辑

百草祛病

薏苡仁

【功效】

味甘，性微寒。利尿化湿，清热排脓，缓和拘挛、健脾胃、止泻。

小辞海

禾本科植物薏苡的种仁。薏苡：一年生或多年生草本。根系强大。宿根性。秆直立粗壮，有分枝。叶细长披针形，中脉粗厚。花单性，雌雄同株，总状花序腋生或顶生。雌小穗位于花序基部，外面包有骨质念珠状总苞；雄小穗有数丛，排列在花序上部。颖果椭圆形，淡褐色，有光泽。原产中国。喜温、耐涝、抗旱、耐瘠、抗风，适应性强。春播或夏播。中国各地均有栽培。

【小药方】

▲治筋脉拘挛、风湿痛

9～15克，煎服。大剂量可用30～120克。

▲治脾胃虚弱、水肿腹泻

9～15克，煎服。大剂量可用30～120克。

▲治鼻中生疮

用薏苡仁，冬瓜煎汤当茶饮。

茵陈

【功效】

清热利湿，利胆退黄。味苦、辛，性微寒。

小辞海

多年生草本。高30～100厘米。茎直立，基部木质化，上部多分枝，表面具纵浅槽。基生叶披散地上，有柄，二至三回羽状全裂，或掌状裂；茎生叶无柄，无毛，基部抱茎，羽状全型。小头状花序排成圆锥花序状，球形或卵形，花缘黄色。蒴果长圆形。春季幼苗高6～7厘米时，挖出全草，去根，晾干或晒干。

【小药方】

▲治蜂蜇伤

鲜茵陈叶适量，捣烂外敷。

▲治急性黄疸性肝炎

30～45克茵陈，水煎。每日服3次，每日1剂。

▲治荨麻疹、皮肤肿痒

30克茵陈，15克荷叶，适量蜂蜜。将前2味烘干，研末，每次5克，蜜水送服。

油菜

【功效】

清热解毒，散血消肿。性温，味辛。

小辞海

一年生或越年生草本。是主要油料作物及蜜源作物之一。茎圆柱形，多分枝。叶互生。总状花序，花黄色。长角果。种子球形，粒小，有黑、黄、红等色，含油率30% ~ 45%。属于十字花科。

【小药方】

▲治湿疹

油菜籽榨的油外涂。

▲调中下气，止渴、消痈

油菜与粳米煮粥，每日食用。

▲治腰脚痹

30 ~ 60克油菜，单煮汤饮。

▲治一切肿毒

油菜适量，捣烂取汁，贴敷。

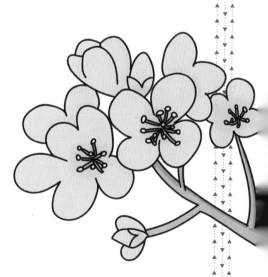

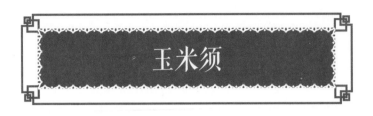

玉米须

【功效】

利尿，退肿，清肝利胆。味甘，性平。

禾本科植物玉米的花柱和柱头。玉米：一年生草木，根系强大，有支柱根，叶宽大，线状披针形，花单性，雌雄同株，药用花柱及柱头。

【小药方】

▲治鼻炎

30克，煎服。

▲治水肿、肾炎、小便不利、黄疸

15～30克，煎服。

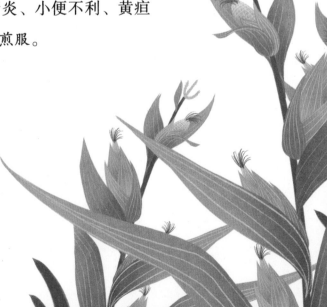

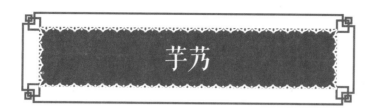

芋艿

【功效】

健脾补虚，散结解毒。味甘、辛，性平。

小辞海

多年生草木，地下有肉质的球茎，呈圆、卵圆或椭圆形，叶片多为盾形，绿色叶柄长而肥大，呈红、绿或紫色，佛焰花序，单性花，黄绿色，温带地区甚少开花，喜高温湿润，用球茎繁殖，原产东南亚，中国南方栽培较多。属于天南星科。

【小药方】

▲治牛皮癣

生芋艿片、大蒜捣汁烂，贴患处。

▲补虚劳

芋艿与鱼同煮食。

▲治瘰疬不论已溃未溃

香梗芋艿不拘多少，切片，晒干，研细末，用陈海蜇漂洗；大荸荠煎汤泛丸，如梧桐子大。每服9克，陈海皮、荸荠煎汤送下。

鱼腥草

【功效】

清热解毒，散痛消肿。味辛，性微寒。

小辞海

多年生草本，有腥臭味。根状茎细长，横走，白色。茎上部直立，基部伏生，紫红色，无毛。4～7月开花，6～9月结蒴果，呈壶形、顶端开裂。种子卵圆形，有条纹。夏、秋二季割取晒干备用或鲜用。

【小药方】

▲治痔疮

鱼腥草，煎汤点水酒服，连进3服。其渣熏洗患处。

▲治疔疮疖作痛

鱼腥草捣烂，敷患处。痛一二时，不可去草，痛后二日即愈。

▲治风火眼痛

60克鲜鱼腥草根，加白糖拌吃。

▲治热淋

100克鲜鱼腥草，加适量白糖煎水服。

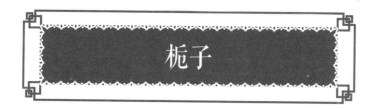

栀子

【功效】

泻火除烦，清热利湿，凉血止血。味苦，性寒。根：清热凉血，解毒。

小辞海

常绿灌木，高达2米。茎多分枝。叶对生或三叶轮生，披针形，草质，光亮。夏季开花，花单生于叶腋或枝端，花冠开放后呈高脚碟状，白色，肉质，芳香。蒴果椭圆形，黄色或橘红色，顶端有绿色的宿存花萼。秋、冬摘果及根，晒干。

【小药方】

▲治风火牙痛

120克鲜栀子根。水煎，调食盐少许服。

▲治烫火伤

栀子适量，研细粉，调茶油涂患处。

▲治鼻出血

栀子、乱头发（烧灰）。共为末，吹入鼻中。

▲治外感热病初期，发热，心烦，胸闷，舌苔黄

栀子15克，豆豉10克，水煎服。

紫茉莉

【功效】

驱风，利尿，活血，解毒。性寒，味辛，有小毒。

小辞海

亦称"胭脂花""夜晚花"。一年生草本，多分枝。叶对生，卵状心形。夏季开花，花萼有紫、红、白、黄等色，无花冠，常傍晚开放，翌晨凋萎。果实卵形，黑色，有棱。种子胚乳白粉质。原产热带美洲；中国各地栽培。属于紫茉莉科。

【小药方】

▲治咽喉肿痛

鲜根适量，捣烂取汁，滴入咽喉。

▲治关节肿痛

24 克根，15 克木瓜，水煎服。

▲治痈疽肿痛

全草适量，捣烂，外敷，每天 1 次。

▲治疥疮

鲜叶适量，捣烂，外涂。

注：茎、根及种子都有泻下作用，孕妇忌服。

百草故事

BAI CAO
GUSHI

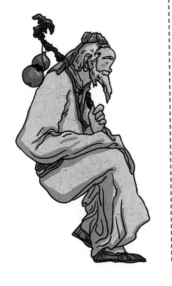

孙思邈是唐代著名医学家，被后世称为"药王"。

据传，唐太宗贞观元年（公元 627 年），太宗李世民虽刚刚平定天下，但是残兵败将流匪仍流窜各地，他们无恶不作，迫害百姓，百姓仍生活在水深火热之中。

这时，中原地区发生了瘟疫，因之而死的人不计其数。官府命官员去疫区监督疫情的控制，但令人头痛的是，因为没有有效的治疗方法，每天都有很多人病死。

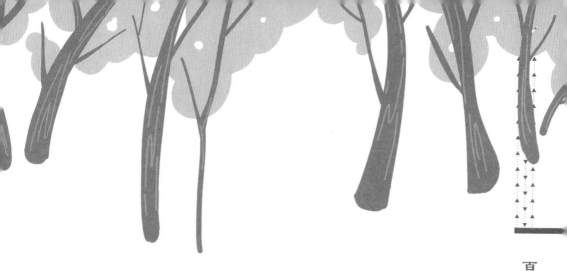

　　碰巧，此时在中原地区采药的孙思邈得知后便主动前往疫区。孙思邈发现，感染瘟疫的人都有相同症状，即头面肿大、全身高热、出现红斑等。于是，他打开随身携带的药箱，取出一种叶子，让百姓煮水喝。那些染上瘟疫的人喝完后，症状很快就减轻了许多。但是，由于染上瘟疫的人太多，药材很快就用完了。于是，孙思邈就发动百姓上山挖药材，但是百姓大多不认识药材，因此常常会弄错。孙思邈看到这种情况，就给百姓编了句口诀："叶大，色青，高三尺，夏月吃来无肿赤。"

　　凭借这句口诀，百姓就很少挖错药材了，这句口诀也就世代相传。后来人们就把这个药材称为大青叶。

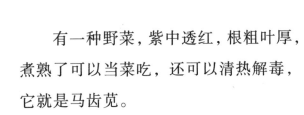

路边的长寿菜——马齿苋

中医药科普读本 第一辑

百草祛病

有一种野菜，紫中透红，根粗叶厚，煮熟了可以当菜吃，还可以清热解毒，它就是马齿苋。

相传古代有一年夏秋之际，北方农村发生旱灾，田间禾苗都枯焦而死。且疫病流行，饥病交加，致使很多百姓生病甚至死亡。但朝廷对灾荒和人民疾苦视而不见，毫不在乎，百姓的生死存亡只有听天由命。少数壮硕的青年只得外出寻觅树皮野草充饥。

说来也奇怪，他们发现，田边路边有一种野草，长得特别茂盛。肉质肥厚，表面看着很光滑。于是，他们把它们连根拔出，采集起来，带回家给全家充饥。由于采集得比较多，所以大家一连几天都靠这种野菜充饥。连续吃了几天的人都觉得精神顿起。而且所患的"拉肚子病"也逐渐好了。村里的人们得知这个消息后，都去田野寻觅。此后，村民就尊称该草为"长命菜""长命苋"，也有的称它"长寿菜"。"马齿苋"的异名——被记载在《本草纲目》《中国药植志》《中国药植图鉴》等典籍中。

马齿苋生命力极强，耐得住干旱，也不怕渍涝，无论土地肥沃与否，都能生长，夏秋季节花开成熟，民间大量采集马齿苋，将其洗净，贮存，四季常食。吃的时候必须将"马齿苋"全草放入锅内，经开水焯制，再在太阳下暴晒多日，才能晒得干燥，贮存备用。马齿苋营养丰富，既能食用又能入药，真不愧有"长命菜""长命苋""长寿草"等美名。

牛蒡的故事

有些动物是有灵性的，会发现一些有药性的植物来食用，从而被人们发现，成为治病的草药。

据传，古代有一旁姓老农，家中共五口人，二亩田地，一头老黄牛，男耕女织，勉强维持生活。家中老母亲有疾病，症状是"三多"及视力模糊（糖尿病）。

有一天，老农耕地累了便在林下小憩睡着了，醒来后见老黄牛在路旁吃一种草，于是又赶牛接着耕地。奇怪的是，这老牛拉起犁来比刚开始时轻松多了，他自感有点儿跟不上趟。

第二天，老农又去耕地，休息时只见这牛又到路旁吃草。老农对昨日老牛吃过草后拉犁的牛劲大增有些奇怪，便走近看老牛吃的是何种草。这种草叶子大而厚，像个大象耳朵，看牛吃得起劲，他就拔出一株，这草的根很深，足有一米长，形状有点儿像山药。他用手一掰，里面呈白色，尝了一口，微黏，还有点儿土腥味，他想知道自己吃这种草根会不会也力气大增，于是他便把这草根吃完了，不但没觉得哪里不舒服，还比刚才精神了。于是，他拔了些带回家，让家人洗净切段，与几块萝卜同煮，全家当汤喝。老母亲连喝了几天，眼睛一下明亮了，原来的"三多"症状也消失了，还能干点儿体力活了。小儿子原来嘴唇发白、脸色土黄，如今变得红润娇嫩，活泼可爱。全家人坐在一起议论这种草叫什么，给它起个名字，老农说："老牛拉犁有劲儿，是因为吃了这种草，我姓旁，在旁字上面加个草字头，就叫'牛蒡'吧！"小儿子说："老牛吃了这种草就有劲，应该叫'大力根'。"此后，人们便把这种草称为"牛蒡"，又叫"大力根"。

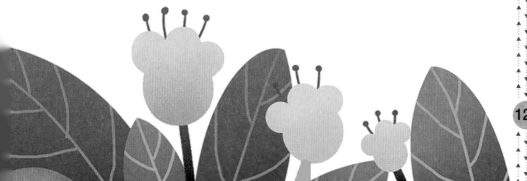

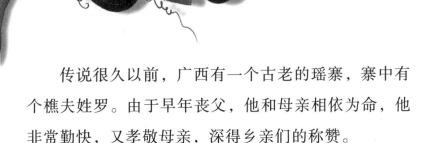

罗汉果的传说

　　传说很久以前，广西有一个古老的瑶寨，寨中有个樵夫姓罗。由于早年丧父，他和母亲相依为命，他非常勤快，又孝敬母亲，深得乡亲们的称赞。

　　一年秋天，他的母亲染了风寒，总是久咳久喘，异常难受。樵夫见母亲这般，心疼不已，但是家中一贫如洗，一日两餐都保证不了，根本没有余钱请郎中为母亲治病。无奈，他只好更卖力地砍柴干活，希望用卖柴换来的一点银两为母亲求医问药。

　　一天早上，樵夫与往常一样，饿着肚子，早早地就上山砍柴。他找了一片密林，挥刀砍了起来。一不小心，他砍到了一个马蜂窝。顿时成群的马蜂四处乱

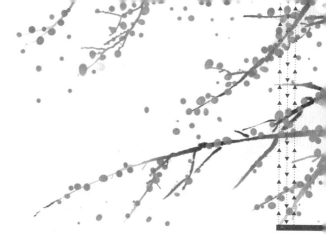

飞，樵夫害怕极了，连连后退。一只硕大的马蜂追着樵夫，在他的手臂上狠狠地蜇了一下，被蜇处立即红肿起来，樵夫疼痛万分。樵夫感到心慌气短、头眼昏花。他只身一人在这僻静的山中，无医可求，自己又不懂得医术，真是叫天天不应，叫地地不灵。无奈之下，他只好强忍着种种不适，跌跌撞撞地朝山下走去。

走了长长的一段崎岖山路，他有些疲倦，于是坐下小憩片刻。不经意间，他闻到一阵沁人心脾的水果般的香味。在这渺无人烟的山野中，何来的水果？四处张望，他看见眼前不远处长着一团团一簇簇的青藤，青藤上结满了像葫芦一样的野果。他心中一喜，快步流星地走上前去，摘下一个野果，狼吞虎咽地吃了起来。没想到这野果不仅香甜可口，而且清凉怡人，与自己被马蜂蜇伤的红肿热痛形成鲜明的对比。于是，他突发奇想：将清凉的果汁涂在伤口上会不会缓解疼痛呢？接着，他把果汁往伤口上涂。顿时，伤口处有一种说不出的清凉！更令他意想不到的是，伤口处没有那么疼痛了，过了一会儿，伤口处红肿疼痛逐渐消失，仿佛未曾被马蜂蜇过一般。惊喜之余，他便摘了很多野果，想带回家给患病的母亲吃。

他的母亲吃了这种野果后，第一天便觉得神清气爽，清凉润喉；第二天觉得咳喘症状缓解了……见这果子不但能充饥，而且对母亲的病情有所缓解，樵夫高兴极了，于是便每日都去采摘这果子给母亲吃。他的母亲连续吃了一个多月后，咳喘病竟不治而愈，不费半点银两。母子二人喜出望外，逢人便说这野果的神奇功效，他们采摘了很多这种野果，晒干备用。一遇到患有咳喘病却无钱医治的人，便无偿赠予，并叮嘱他们煎水饮用，因此治愈了不少患咳喘病的穷人。

恰逢此时，一位周游列国、悬壶济世人称"汉郎中"的医生行至此地，得知樵夫用野果治愈母亲咳喘病后，便立即前往樵夫家中，品尝这既能充饥又能治病的不知名的野果。汉郎中还让樵夫带他去山上采摘，静心研究，看这野果能否作为药材。经过一段时间的研究和试用，汉郎中发现此野果性味甘、凉，具有清热润肺、止咳化痰、利咽润喉和润肠通便之功效，于是便广泛用于民间。因樵夫姓罗，郎中名汉，后人为缅怀他们的功绩，就将这不知名的野果命名为"罗汉果"。

"地骨皮"的由来

许多中草药名字的由来，都有有趣的传说。"地骨皮"名字的由来，就是其中一个。

相传在清代，慈禧太后忙于政务，精力渐惫，时间一久便觉得潮热、胸闷，心有不悦。于是就找太医院的太医来瞧病，可太医院的太医大都是胆小如鼠，恰逢此时时兴"文字狱"，稍有差池，便有被推出午门斩首的可能，所以太医们给慈禧的用药小心又小心，可几经诊治，无一见效。这让太医院的医生很为难。时间久了，这事就传了出来，

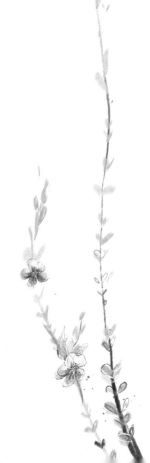

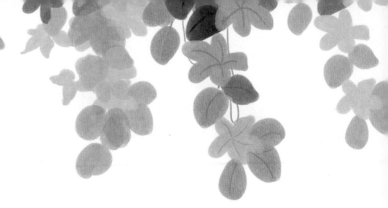

有一个小官在宫中与人聊天时说："我母亲当年在我们家乡与太后患的是一样的病，是用枸杞子树根的皮治好的。只要挖来枸杞根，洗净后剥下皮，煎汤，就能治好太后的病。"

慈禧不经意间听闻此事后，要召见他，这可把他吓得够呛。太后命他回乡取药。他家在浙江嘉善，一个叫魏塘的小镇。他回到魏塘，挑了不少形状美观的枸杞子树根的皮，带了回来，献给了太后。慈禧服用一次后，自感很是舒服，对身边人说："我的脾气好多了，胸也不憋闷、不热了。召他前来，问他这药叫什么名。"这位小官听说太后要问这药的名，惶恐不安，因为这是枸杞子的根皮，枸杞子中"枸"与"狗"同音，若如实相

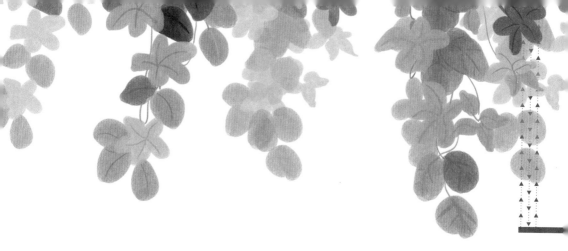

告，怕太后觉得不吉利，生疑，就性命不保。他左思右想，想到一个故事，讲的是仙姑提杖追赶老头儿要他吃家传长生草果——枸杞子，这枸杞子不就是仙姑的化身吗。因此以前有人也把枸杞子根皮叫地仙的骨皮。于是他想出了这个吉利名字——"地仙的骨皮"，也与前人将枸杞子根皮叫地仙这一说法相似。慈禧听到后说："这名字好，我吃了地仙的骨皮，可与天地齐寿了！"此时，这个小官才松了一口气。

从此，地仙骨皮（地骨皮）就成为河北安国、安徽亳州药材市场上的正宗药材了。

决明子的故事

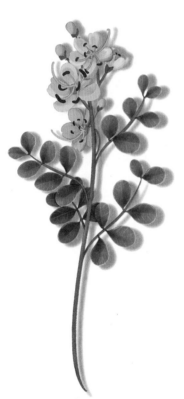

愚翁八十目不瞑，日数蝇头夜点星。
并非生得好眼力，只缘常年饮决明。

这首诗是一名老秀才所做。相传，这位秀才还不到六十岁就得了眼疾，两眼失明，成了"睁眼瞎"，走路还要拄手杖，人们都叫他"瞎秀才"。

有一天，一个从南方收购药材的药商从他门前路过，见他门前长了几株野草，便问瞎秀才卖不卖这个草苗。瞎秀才说："你给多少钱？"药商说："你要多少我就给多少。"瞎秀才心想：看来这几株草挺值钱，就说"不卖"。于是药商便离开了。

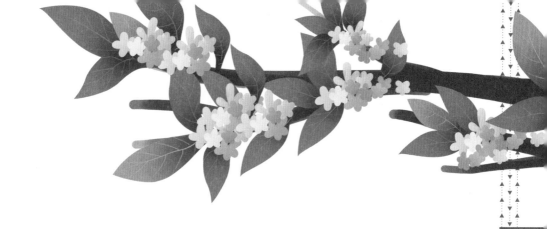

没过几天，这个药商又来买那几株草。瞎秀才见药商又来买，觉得这几株草一定很值钱，不然药商不会总来。瞎秀才便又说"不卖"。此时这几株草已有一米多高，茎上长满了金黄色花。

到了秋天，这几株野草结满了菱形、灰绿色、芳香四溢、闪闪发亮的种子。瞎秀才闻到种子的香味便认准这一定是一种好药，于是抓了一小把，用它泡水喝，一连喝了很多天。令瞎秀才意外的是，他的眼病好了，走路也不挂手杖了。又过了一个月，药商再次来求购野草。见野草种子没了，问瞎秀才："你把野草种子卖了？"

瞎秀才说没有，便把无意中用野草种子治好眼疾的事告诉了药商。药商听后说："这野草叫决明，它的种子叫决明子。决明子有清肝明目的功效，是一种难得的良药，这也是我三次前来求购的原因。"从此以后，瞎秀才便总用决明子泡水喝，眼明体健活到八十多岁。

不花钱的中药——芦根

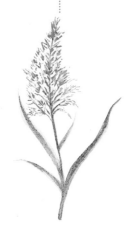

中药有名贵不易得到的，但也有很容易采摘到的，它们是上天赐予人类的恩惠。比如水塘边的芦根，就能治病。

传说在江南的一个山区，这个地方并不繁华，唯有一家药铺。正是因为方圆百里之内只有这一家药铺，所以药铺老板便做起了垄断生意，人们便称他为当地的一霸。不管谁去看病，他说多少钱就是多少钱，不许还价。

有一天，药铺来了一个衣着简朴的男子，他说自家的孩子发热，问应该吃什么药才能退热。药铺老板说吃"羚羊角"，可羚羊角很贵重，五分羚角就得十两银子。男子拿不出这么多银子，便哀求道："您

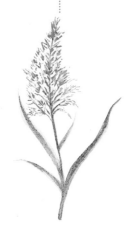

中医药科普读本 第一辑

百草祛病

行行好，少要点儿钱吧，我家穷，吃不起呀！"

药铺老板说："吃不起就别吃，我还不想卖呢。"

男子没办法，只好回家守着孩子。

这时，门外来了个讨饭的叫花子，听说这家孩子发热，吃不起药铺老板的药，便对男子说："退热未必非吃羚角。"

男子一听，急问道："还有便宜的药吗？"

"对，有一种药，不花一个钱就可以退热。"

"那是什么药？"

"你到塘边挖些芦根回来吃。"

"芦根也能治病？行吗？"

"准行！我有一年发热，就吃过芦根，退热了。"

男子听完便急忙到水塘边上，挖了一些鲜芦根。回家后，他把它煎好给孩子灌下去，孩子果然渐渐退了热。

男子特别高兴，就跟讨饭的叫花子交了朋友。

从那以后，这里的人们发高烧时就再也用不着去求那家药铺了。

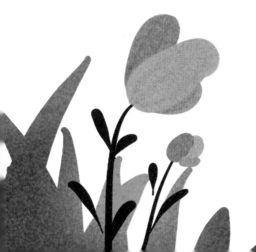
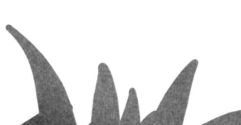

游医与鸭跖草

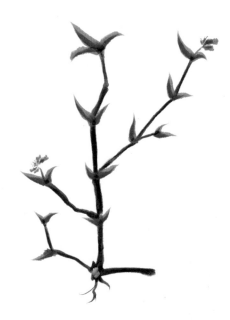

相传有一游医四海为家，造福百姓。一次，他行医至一个小村庄，此时已是傍晚，便找了户人家落脚。主人盛情款待游医。饭后游医坐在院子里乘凉，见这家的两个小孩坐在经过一天暴晒的石凳上玩，便叫住他们，两个小孩又蹦跳着在院子里嬉戏。

夜间，游医正打算躺下休息，却听见主人边敲门边喊："王大夫，王大夫，你睡下了吗？"主人看起来特别着急。游医更衣起身，把主人请入。"王大夫，

中医药科普读本 第一辑

百草祛病

138

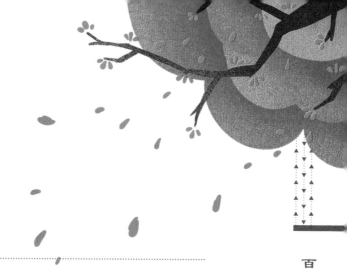

对不住了，打扰你休息了。两个小孩入夜就嚷着肚子胀，解不出小便，我原以为过一会儿就能好，王大夫，请你去看一下吧。"游医立马去看两个小孩，他俩面色通红，气促，小腹胀满，嚷着要尿尿。游医又向主人寻问两小孩白天都在什么地方玩过，玩了些什么。不经意间，游医一下回忆起两小孩傍晚坐石凳的事，说他俩应该是坐了石凳，热毒伤人，阻滞膀胱窍道。

游医便叫主人拿了灯火，去门前的池塘寻一寻，看是否有能治病的草药。一番仔细寻找后，终于找到了。游医叫妇人把草药煎水给他俩喝。两小孩喝了之后，片刻便长长地解了个小便，惹得众人哈哈大笑。游医叮嘱两小孩，以后不要坐太阳晒烫了的石凳。两小孩边答应着边疯闹着。

其实，游医在池塘采的中草药便是鸭跖草，它有清热解毒、利水消肿的功效。从此，鸭跖草能治尿闭的事在这小村庄里便尽人皆知了。

桑叶的故事

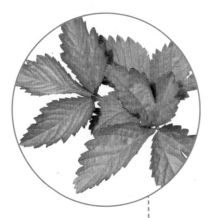

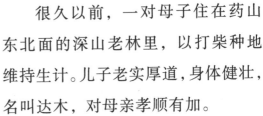

很久以前，一对母子住在药山东北面的深山老林里，以打柴种地维持生计。儿子老实厚道，身体健壮，名叫达木，对母亲孝顺有加。

一年秋天，达木的母亲突然病倒了，她感到头晕目眩，且干咳不止，只能躺着。达木四处求医问药，给母亲治病。用了很多药方母亲也不见好转，这让达木十分焦急。

一天，达木不经意间听人说药山上有一位老道，能治病，他准备带母亲去看病。可是母亲知道后不

中医药科普读本 第一辑

百草祛病

140

肯去，她担心路途遥远，累坏达木，便说："达木，你为母亲治病四处奔波，其中辛苦母亲看在眼里，疼在心上。药山太远，如今要让你背着母亲走这么远的路，我于心不忍。还是不要去了。"

达木说："母亲，据说这个老道会治很多病，还有很多偏方，咱就去呗。我身强体壮，能背动你，再说咱们倦了，还可以歇息一下。"

"达木，我不是不相信，而是怕你身体承受不住，累坏了可怎么办，你是母亲唯一的依靠。这样，你去开几个偏方，咱们试试。"

"母亲……"

"快去吧，偏方也能治好病！"

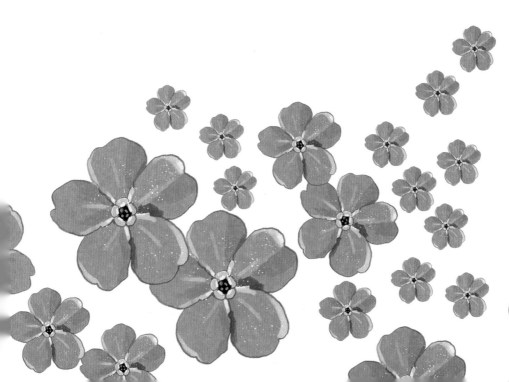

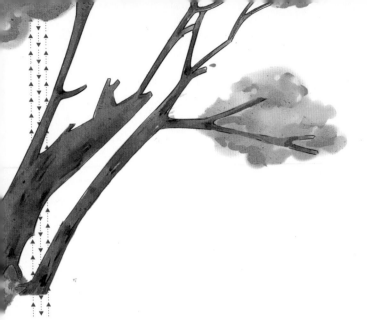

"可……"

"去吧！不用担心母亲一人在家。"

达木连日来四处求医，给母亲治病，着实觉得乏了，晚上还得照料母亲，但他从不在母亲面前流露愁容，因为还得照顾母亲，只要母亲健在，做什么都是值得的，这也是自己的义务。达木出发前，已为母亲烧好一盆开水留着喝，可是把水舀到盆里，竟忘了盖上盖儿，就急匆匆地走了。

过了几个时辰，达木的母亲有点儿口渴，便去盆里舀水喝，见几片树叶泡在里面，喃喃自语道："秋风把落叶都吹到盆里了。"说着，她把落叶从水中挑了出去。她喝完开水，就又躺下睡着了。一觉醒来，她感觉头痛减轻了，她有些精神了，活动活动之后，下地又喝了一碗水。

眼看太阳快要落山了，天边飘浮着几朵白云，天际还留有余晖，达木匆匆忙忙地跑回家来，一进门就问："母亲，现在感觉怎么样？"

"达木，我这阵子很好，头脑清醒多了。你弄来偏方了吗？"

"唉！今天不走运，偏赶上药山上的老道出去化缘，不知何时回来，我担心您一人在家不妥，不敢久留，明日我再去。"达木为没见到药山老道很惋惜。

"达木，赶快吃饭，早点儿躺下歇息，今天白跑了一遭。"

"母亲，不打紧。一起吃吧！"

"达木，母亲今天喝这开水，不知怎的，觉得与平日不一样，我再喝点儿开水。"

第二天早晨，达木的母亲起来很早，达木问她怎么回事儿。她说病好多了，想起来下地走一走。达木感到奇怪，问道："母亲，你昨日吃什么药了吗？"

"没有，我就喝了开水。"

"那这水中有没有什么东西？"

"噢，你忘记把水盆盖盖儿了，咱家台上的桑树

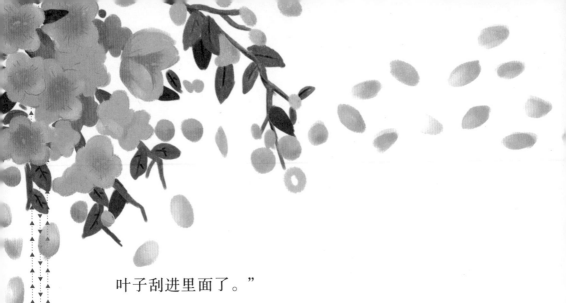

叶子刮进里面了。"

达木听了，猛然想起，昨天忘把开水盆盖上。这时候，他暗暗琢磨：难道这桑树叶子有药的作用呢？能够治母亲这种病？思来想去，觉得有点儿奇怪。

达木吃过早饭，为母亲烧好开水，便去桑树上摘下几片叶子放到盆中浸泡。然后，又去药山拜见老道士。

到了药山，达木向老道士说明来意。老道士经一番细细询问后，给达木出了一个用霜打桑叶治疗他母亲病情的偏方。

达木听了，喜上心头，暗想："霜打桑叶是良药，怪不得母亲喝了桑叶泡过的开水，病情有了明显的好转。"

达木回到家里，按照老道士的偏方，在自家桑树上摘下霜打的叶子，精心地熬起药汤来。

几天后，达木母亲的病就好了，这对母子都对老道士心存感激。

中医药科普读本　第一辑

百草祛病

紫苏的传说

九月九日重阳节，华佗带着徒弟到酒铺来饮酒。他看到一群富家子弟在酒铺里比赛吃螃蟹。狂嚼大吃，吃空的蟹壳都堆成了一座小塔，便好言相劝道："螃蟹性寒，吃多了会生病。你们比赛吃螃蟹可没有好处。"

少年们吃得正香，根本听不进华佗的话，还很不高兴："我们吃的是自己花钱买的东西，谁听你的管教，一边去！"

华佗说："吃多了准会闹肚子，那时候可有生命危险啊！"

"走远点儿，别在这儿吓唬人！我们即便吃死了，也不关你事。"

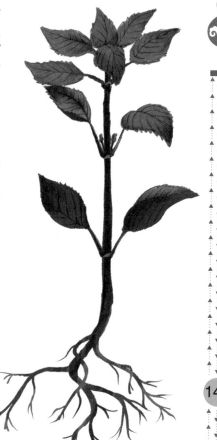

145

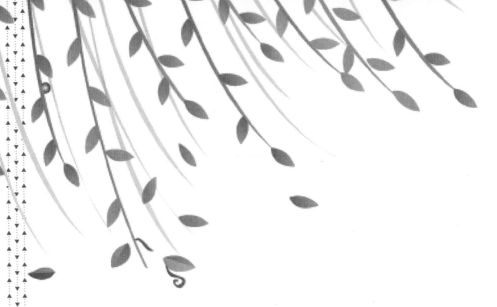

这几个少年根本不听劝告，继续大吃大喝。有的还嚷道："螃蟹是美味佳肴，没听过能吃死人。咱们接着吃，馋死那个老头！"

华佗看他们闹得实在不像话，就对酒铺老板说："不能再卖给他们了，吃多了会闹出人命的。"

酒铺老板想从那几个少年身上多赚些银子，根本听不进华佗的话。他把脸一沉，说："就是出了事也不关你的事，你少管闲事，别搅了我的生意！"

华佗叹息一声，只好坐下吃自己的酒。

等到半夜，那几个少年突然大喊肚子疼，有的疼得额头直冒汗珠，有的疼得直打滚儿。

酒铺老板吓呆了，急忙问："怎么啦？这得的是什么病？"

"难道这螃蟹有毒？快帮我们请个大夫看看！"

"这半夜三更的，去哪里找大夫？"

"您再不去找大夫，我们就没命了。"

这时，华佗走过来说："我就是大夫。"

"呀！"少年们很惊异，没想到那位不让多吃螃蟹的老头儿居然是大夫。他们也顾不得什么面子了，一个个捧着肚皮，央求道："大夫，请您给治治吧！"

"你们之前不是说不让我管吗？"华佗说。

"您大人不记小人过，发发善心，救救我们。您要多少钱都好说。"

"分文不收。"

"那您想要什么？"

"我要你们答应一件事！"

"别说一件，一千件、一万件也行。您快说什么事吧？"

"今后，你们得尊重老人，听从老人的劝告，再不准胡闹！"

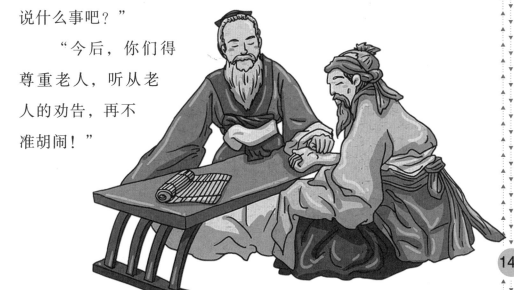

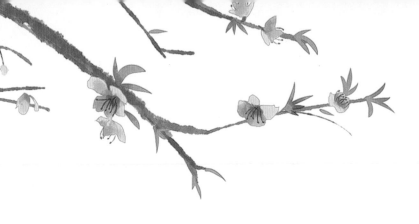

“一定，一定。您快救命！”

华佗让他们等着，自己带着徒弟到荒郊野外，采了些紫草的茎叶回来，煎汤给少年们喝下。不一会儿，他们的肚子都不痛了。华佗问："喝了这药，觉得怎么样？"

"舒服多了。"

华佗心想：这种药草还没名字，病人吃了它确实会感到舒服。今后就叫它"紫苏"吧！

少年们再三向华佗表示感谢，就各自回家了。华佗又对酒铺老板说："好险啊，你以后千万不能光顾赚钱，不管人家性命啊！"酒铺老板连连点头称是。

华佗离开酒家，徒弟问道："师父，这紫草叶子解蟹毒，是哪本书上写的？"

华佗告诉徒弟这是他从动物那儿学来的，书上并没有。

原来有一年夏天，华佗在一条河边采药，只见一只水獭逮住一条大鱼。水獭吞吃大鱼好一阵，把肚皮撑得像鼓一样。可之后它一会儿钻进水里，一会儿往岸上窜，一会儿躺下不动，一会儿翻滚折腾，看样子难受极了。后来，它爬到岸边一块紫草地边，吃了些草叶，又爬了几圈，蹦跳地回到了河边，然后又自在地游去了。华佗心想，鱼类属凉性，紫草属温性，紫草可以解鱼毒。从此，他便记在了心上。

后来，华佗还把紫草的茎叶制成丸和散。他给人治病时又发现这种草药还具有发散的功效，有益脾、宣气、止咳、化痰的作用。

本来，因为这种药草是紫色的，吃到腹中很舒服，所以，华佗给它取名叫"紫舒"，可不知怎么，后来人们把它叫作"紫苏"了——这大概是音近的缘故，弄混了吧。

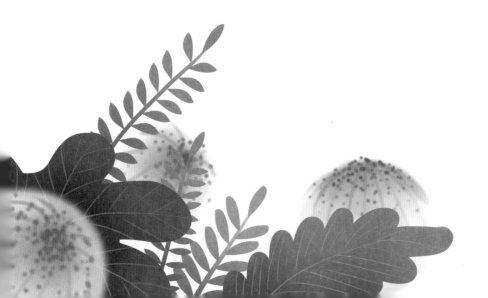

百草故事

山慈姑的故事

山慈姑，又名鹿蹄草、慈姑。关于鹿蹄草的由来，还有这样一个传说。王母娘娘的一只宠物小金鹿玩遍了天宫里的各个角落，久而久之它便感到天宫里的生活索然无味，于是就生出了到天宫以外的其他地方去玩玩的想法，但苦于天兵天将常年把守南天门，出不去。

有一天，小金鹿听到天宫里众神议论纷纷：说王母娘娘跟前的七仙女中年龄最小的牡丹因与凡人相恋，触犯天条且不知悔改，王母大发雷霆，便将牡丹仙姑贬到凡间的太白山，永远不准再回天宫。

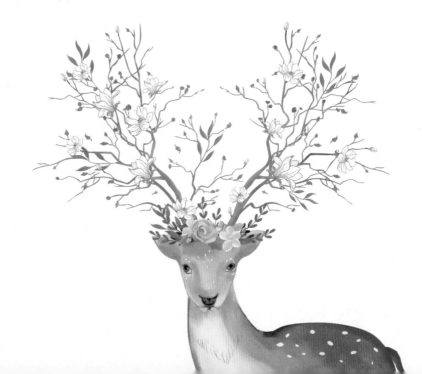

牡丹姐姐待小金鹿最好。一次，小金鹿发现守卫南天门的天将熟睡过去。于是它迅速换上了步云鞋，出了南天门，直奔太白山。太白山上的风景很美。

小金鹿在这里找到了牡丹姐姐，他们尽情地游玩，不知不觉在太白山上过了一年时间。渐渐地，小金鹿也不愿意回到天宫，它愿意仍然像在天宫一样，跟它的牡丹姐姐在一起，留在凡间，留在太白山上生活。

王母娘娘第二天发现小金鹿私自下凡，勃然大怒，命人去凡间捉拿小金鹿。

这天，晴朗的天空忽然雷声大震，小金鹿抬头一看，发现天兵天将正朝着他们两人冲来，小金鹿马上明白是怎么回事，来不及向牡丹姐姐打招呼，拼命跑，直到海南岛的南端，眼看就要被天兵天将用玉索套住，情急之中，它便顺势倒地化作一个半岛。

后来，人们就把小鹿所化的岛屿称作"鹿回头半岛"，而小鹿奔跑时留在太白山上的蹄印中长出了一种具有清热解毒、消痈散结的草，人们叫它"鹿蹄草"，也就是今天所说的山慈姑。

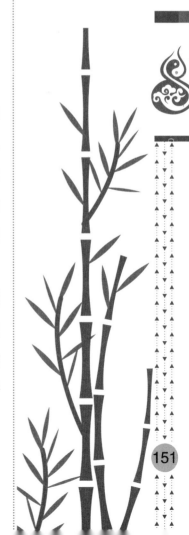

玉米须的传说

古时有个王员外，随着年龄的增大，身体每况愈下，患上了头疾，腰痛无力，动则气喘。请了不少大夫也没能医好，当地人都说这是报应，他欺压百姓，恶事做多了。

一天，一个衣衫褴褛的老人称他能治好王员外的病。王员外见其穿着，断定他是个乞丐，想在他这里骗点吃喝，正要撵他走，这时一个下人道："何不让他试试，若是他说不出个好歹来，再处置他不迟。"员外想了想。让人把这老人请了进来，心想死马当活马医吧。

老人从言语上看出王员外还是不太信任自己的，于是说："你这病是由于欺压老百姓而遭到上苍惩罚的，必须发粮给老百姓来消灾，祈求上苍赐予良方，定能药到病除。"员外笑道："果然是个骗吃骗喝的，自身都

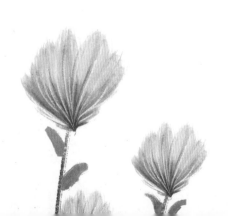
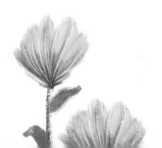
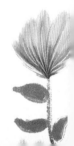

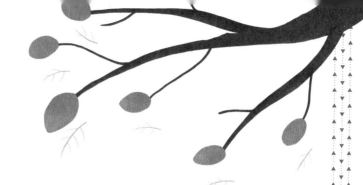

难保，还想帮别人吃饭？"于是令人把他赶了出去。

过了几日，员外又犯病了，这次下不了床，急得府里人心惶惶的。"该喝药了，老爷！"下人端了一碗药水请示道。"又是这些苦水，不喝了，喝了又不见好。"员外一把掀翻碗勺喝道。"老爷，上次被撵出去的那个老乞丐又来了，他说他愿帮老爷祈福，请求上苍赐予良方，夫人已经把他请进来了。"

说话间，老人已经到了。"老爷，如若再不发粮消灾恐生他变啊！"王员外正要发作，便听王夫人道："老爷，就依老先生的吧！你若是走了，这一家老小可怎么办啊？"说着就哽咽了起来。王员外想：就权且按夫人的意思办吧！安抚一下周围的百姓也好，不然我这一走，这家别被人给拆了。

待王员外发粮后，老人做了场法事，然后给了王员外一个单方。说来奇怪，用过这方子之后，王员外的病竟慢慢好了起来。后来老人又来了一次，他告诉王员外，以后要多做善事，不可行恶，不然这病还得复发，复发必取其性命。从这以后，王员外经常在洪涝灾害时候救济老百姓。这倒不是他心地变好了，而是他怕旧病复发，要了他的老命。

相传这位老人是上苍派下来的神仙，他用的单方就是玉米须，他就是要王员外吃老百姓都不吃的东西，以此来惩罚他。

后　记

　　本套书在编写过程中，参阅了大量的相关著作、文章等，其中涉及很多名家医案、医方、歌诀、杂记、传说、故事等。对于部分入选的医方、歌诀等内容因未能与原作者取得联系，谨致以深深的歉意。敬请本书入选的医方、歌诀等的原作者及时与我们联系，以便我们支付给您稿酬并赠送样书。

　　同时我们欢迎广大医学研究者、爱好者提出宝贵的建议，踊跃荐稿。

联系人：刘老师

电话：0431 — 86805559

地址：吉林省长春市春城大街 789 号

邮编：130062

邮箱：359436787@qq.com